Manuela Motzko | Melanie Weinert | Renate Flintrop

Pädiatrisches Trachealkanülenmanagement

Ein Ratgeber für Eltern, Pflegekräfte und Therapeuten

RATGEBER

für Angehörige, Betroffene und Fachleute

Manuela Motzko | Melanie Weinert |
Renate Flintrop

Pädiatrisches Trachealkanülenmanagement

Ein Ratgeber für Eltern, Pflegekräfte und Therapeuten

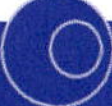

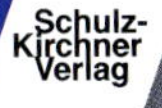

Bibliografische Information der Deutschen Nationalbibliothek
Die Deutsche Nationalbibliothek verzeichnet diese Publikation in der Deutschen Nationalbibliografie; detaillierte bibliografische Daten sind im Internet über http://dnb.d-nb.de abrufbar.

Besuchen Sie uns im Internet: www.schulz-kirchner.de

1. Auflage 2015
ISBN 978-3-8248-1199-1
e-ISBN 978-3-8248-0986-8

Mollweg 2, D-65510 Idstein
Vertretungsberechtigte Geschäftsführer:
Dr. Ullrich Schulz-Kirchner, Nicole Haberkamm
Umschlagfoto: © Halfpont – fotolia.com
Foto S. 24, 27: Firma Fahl, Medizintechnik
Lektorat: Doris Zimmermann
Fachlektorat: Dr. Christiane Lücking
Umschlagentwurf und Layout: Petra Jeck, Susanne Koch
Druck und Bindung:
medienHaus Plump, Rolandsecker Weg 33, 53619 Rheinbreitbach
Printed in Germany

Inhaltsverzeichnis

Vorwort 7

Tracheotomie vs. Tracheostomie bzw. Tracheostoma – worin bestehen die Unterschiede? 9

Gründe für eine Tracheostomie bei Kindern 11

Veränderungen der physiologischen Funktionen nach einer Tracheostomie 13
Die Auswirkungen der Tracheostomie auf die Atemfunktion/Respiration 14
Schluckfunktion und die Auswirkungen der Tracheostomie 18
Hinweise auf eine Schluckstörung bei Kindern 21
Ernährungssonden und der „normale" Ernährungsweg 22

Tracheostoma und Sprach- bzw. Sprechentwicklung 24

Kanülenarten für Kinder 26

Der (Pflege-)Alltag mit einem tracheostomierten Kind 29
Absaugen von Sekret aus der Kanüle bzw. der Luftröhre 31
Stomapflege 35
Wechsel der Trachealkanüle 36
Kanülenwechsel bei Standardkanülen – nicht blockbar 37
Besonderes Vorgehen bei blockbaren Trachealkanülen 39
Techniken beim Einführen der Kanüle 39
Besonderheiten bei beatmeten Kindern und bei zusätzlichem Sauerstoffbedarf 40
Sprechaufsätze/Sprechventile für die Kanüle 42
Inhalation 43
Komplikationen 45

Notfallmanagement 47

Tracheostomaverschluss – wie und wann ist das möglich? 49

Unterwegs mit einem tracheostomierten Kind 50

Glossar 51

Hilfreiche Institutionen 55
Portal/Foren 55

Literatur 56

| Vorwort

Der Umgang mit einer Trachealkanüle, v. a. bei Kindern, ist nicht selten bei vielen Pflegekräften und Therapeuten mit einem Gefühl der Unsicherheit bis hin zur Abneigung und der Furcht verbunden, solche Patienten betreuen bzw. behandeln zu müssen. Im verstärkten Maß gilt dies natürlich für Eltern betroffener Kinder, die keinerlei Vorwissen haben und für die eine Trachealkanüle einen bedrohlichen Fremdkörper darstellt.

Woher kommen diese Ängste und die Abneigung? Im Wesentlichen sind fehlende Informationen für die Unsicherheit verantwortlich. „Warum? Wie lange? Was passiert wenn? Was kann oder muss ich tun?" sind Fragen, die sich Eltern, aber auch das Fachpersonal stellen, wenn ihnen die Erfahrung mit Trachealkanülenpatienten fehlt.

Der vorliegende Ratgeber ist von erfahrenen und kompetenten Therapeutinnen und Pflegekräften geschrieben. Er soll helfen zu verstehen, wann eine Trachealkanüle notwendig ist, was sich durch eine Trachealkanüle ändert, welche Möglichkeiten es gibt, trotzdem eine vernünftige Lebensqualität zu erreichen oder sogar ganz von der Kanüle wegzukommen.

Durch diese Informationen wird man im Handling mit der Trachealkanüle vertrauter und kann so die Scheu vor dem Umgang abbauen und mögliche Komplikationen vermeiden. Wenn Eltern, Pflegekräfte und Therapeuten zu „Kanülenexperten" werden, sehen sie die Trachealkanüle nicht mehr als Fluch an, sondern als Segen, als ein Instrument, das dem Kind hilft und nicht schadet. Der erste Einstieg in eine solche Expertise soll dieser Ratgeber sein.

Dr. Wolfgang Schlaegel
Schluckzentrum Fachklinik Ichenhausen
wolf.schlaegel@fachklinik-ichenhausen.de

| Tracheotomie vs. Tracheostomie bzw. Tracheostoma – worin bestehen die Unterschiede?

Die Anlage eines „Luftröhrenschnitts" oder einer Tracheostomie ist nicht nur für die betroffenen Kinder ein „einschneidendes" Erlebnis. Auch die Eltern stellt es vor eine große Herausforderung. Deshalb ist es wichtig, dass alle Beteiligten möglichst gut informiert ans Werk gehen und den Alltag bestreiten. Angst vor der ungewohnten Körperöffnung oder gar Abscheu ist da fehl am Platze. Damit die Familie sich möglichst bald auf die pflegerische Herausforderung einstellen kann und das Tracheostoma ihres Familienmitgliedes akzeptieren kann, erfolgen zunächst Informationen über die anatomisch-physiologischen Veränderungen. Manchmal hilft es, das Tracheostoma als „drittes Nasenloch" zu sehen und es als solches anzunehmen.

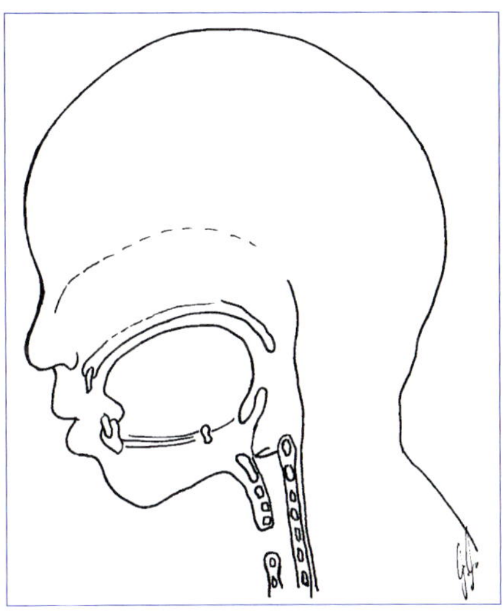

Abb.1: Schemazeichnung einer Tracheotomie

Die Bezeichnung „Tracheotomie" bezeichnet im engeren Sinne den Luftröhren***schnitt***, mit dem die Luftröhre von außen eröffnet wird (siehe Abb. 1). Dabei entsteht ein „Tracheo***stoma***". Dieser Begriff leitet sich aus dem Griechischen ab und bedeutet soviel wie *Öffnung* oder *„Mund"* der Luftröhre.

In der Literatur und auch im alltäglichen medizinischen Sprachgebrauch wird oft synonym der Begriff „Tracheostomie" verwendet, wobei dieser eigentlich nur für die plastisch chirurgische Operationsvariante genommen werden sollte, bei der nicht nur ein Schnitt oder „Loch" in die Trachea gemacht wird, sondern ein bogenförmiger Schnitt die Luftröhre eröffnet. Der so entstandene Tracheallap-

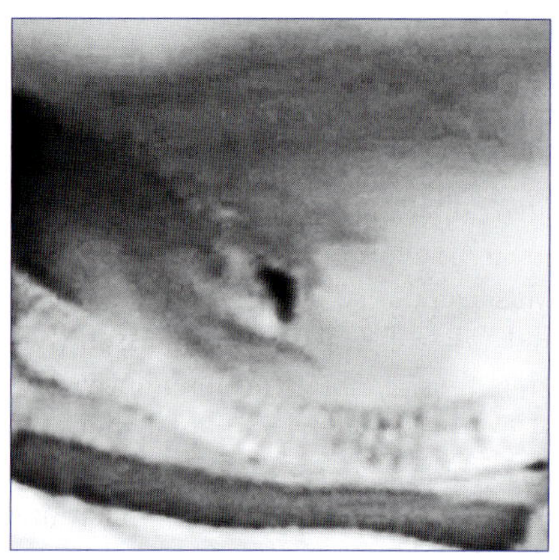

Abb. 2: Stabiles Tracheostoma ohne Kanüle

pen wird mit der Halshaut vernäht und die Fäden verbleiben einige Tage in der Wunde, bis sie stabil verheilt ist (siehe Abb. 2).

Obwohl die chirurgische Technik gegenüber der → perkutan dilatativen Tracheotomie (z. B. einer → Punktions- und Dilatationstracheotomie) bei Erwachsenen eine erhöhte Komplikationsrate mit Blutungen, Infektionen etc. aufweist, hat sie für den pflegerischen und therapeutischen Alltag einen wesentlichen Vorteil: Ein plastisch angelegtes Tracheostoma bleibt auch nach Entfernung der Trachealkanüle offen und kollabiert nicht, was den Kanülenwechsel sowohl für das Kind als auch für die durchführende Person stressfreier werden lässt.

Deshalb kann man davon ausgehen, dass bei Säuglingen und Kindern aufgrund der engen anatomischen Verhältnisse und der zarten Luftröhre die chirurgische Variante gewählt wird, also ein plastisch angelegtes Tracheostoma geformt wird. Doch in seltenen Fällen könnten erfahrene Intensivmediziner im Rahmen von Notfalleingriffen bei etwas größeren Kindern auch die → Punktionstracheotomie vorziehen und durchführen (vgl. Brauer et al., 2007), daher soll auch diese Variante im Ratgeber erwähnt werden.

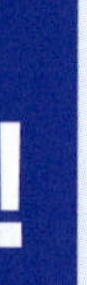

Wenn in diesem Buch die Rede von einer „Tracheostomie" ist, ist immer das *chirurgisch angelegte Tracheostoma* gemeint. Andernfalls wird die Formulierung „Tracheotomie" bzw. „Punktionstracheotomie" oder „Dilatationstracheotomie" gewählt.

Diese Unterscheidung ist sehr wichtig für das Trachealkanülenmanagement, ganz gleich ob bei Erwachsenen oder bei Kindern, da dadurch unterschiedliche pflegerische und therapeutische Maßnahmen notwendig werden.

| Gründe für eine Tracheostomie bei Kindern

Die Anlage eines Tracheostomas bei Kindern dient zumeist der Sicherstellung der Atmung bei erworbenen oder auch angeborenen Störungen der Atemfunktion (z. B. bei Missbildungssyndromen, Muskelerkrankungen, → Tracheomalazie, anatomischen Veränderungen des Kehlkopfes). Bei akuten Ereignissen (z. B. → Asphyxie, → Hypoxie, → Schädelhirntrauma), die eine Beatmung notwendig machen, wird zumeist über einen → Beatmungstubus über Mund, Rachen und Kehlkopf die (Be-)Atmung sichergestellt. Dies sollte wegen zahlreicher Nachteile (z. B. Druckschädigungen des Kehlkopfes, besonders aber der Stimmlippen und der Luftröhre, Sedierungsbedarf, schlechte Mund- und Rachenpflege etc.) nur kurzzeitig erfolgen. Sobald eine längerfristige Beatmung/Langzeitbeatmung notwendig wird – bei Erwachsenen gilt dies ab 7–10 Tagen, bei Kindern ab 21 Tagen (Welschehold, 2013) –, sollte ein Tracheostoma angelegt werden.

Bei früh- und neugeborenen Kindern kommt es aufgrund eines Neugeborenen-Atemnotsyndroms oder aufgrund der Unreife der Lunge nicht selten zu einer → Bronchopulmonalen Dysplasie (BPD). Sie ist oft der Grund dafür, dass diese Kinder direkt nach der Geburt und für einen längeren Zeitraum beatmet werden müssen. Gerade für diese Kinder, die von Anfang an Schwierigkeiten bei der Atmung haben, ist per se auch ohne Tracheostoma die Koordination von Schlucken und Atmen eine Herausforderung, da beim Schlucken (auch von Speichel) kurzfristig die Atmung unterbrochen werden muss (Biber, 2012), was schnell zu einem Sättigungsabfall führt. In der Folge schnappen die Kinder schnell wieder Luft und saugen dabei auch Speichel oder Milch ein und verschlucken sich. Bei diesen Frühgeborenen wird oftmals ein Tracheostoma gelegt, um durch das Ausschalten der oberen Atemwege den → „Atemtotraum" zu verringern und so das „Be"-Atmen bzw. das selbstständige Atmen zu erleichtern – und damit auch die Entwöhnung von dem Beatmungsgerät zu erleichtern.

Nicht nur Störungen der Atmung können eine Tracheostomie erforderlich machen, sondern auch massive Störungen des Schluckvorganges mit unzureichendem Abschlucken von Speichel und gehäuftem Verschlucken von Nahrung. Die Folgen davon (Lungenentzündungen, → Aspirationspneumonien) können den Organismus so nachhaltig schädigen, dass es sicherer wäre, ein Tracheostoma anzulegen und ggf. sogar eine geblockte Trachealkanüle (siehe Kap. *Kanülenarten für Kinder*) einzusetzen.

Letzteres wird allerdings bei Kindern seltener der Grund für eine Tracheostomaanlage sein. Der sicher vorrangigste Grund für einen derartigen Eingriff ist die Sicherung der Atmung als vitale Funktion.

| Veränderungen der physiologischen Funktionen nach einer Tracheostomie

Das Tracheostoma dient im Grunde genommen dazu, durch Umgehung der oberen Atemwege den Atemweg zu verkürzen, da er nicht mehr primär über Mund/Nase, Rachen und Kehlkopf verläuft (siehe Abb. 3), sondern direkt über die Luftröhre und Bronchien. Leider müssen wir aber dadurch einige Einschränkungen/Veränderungen der normalen physiologischen Abläufe in Kauf nehmen.

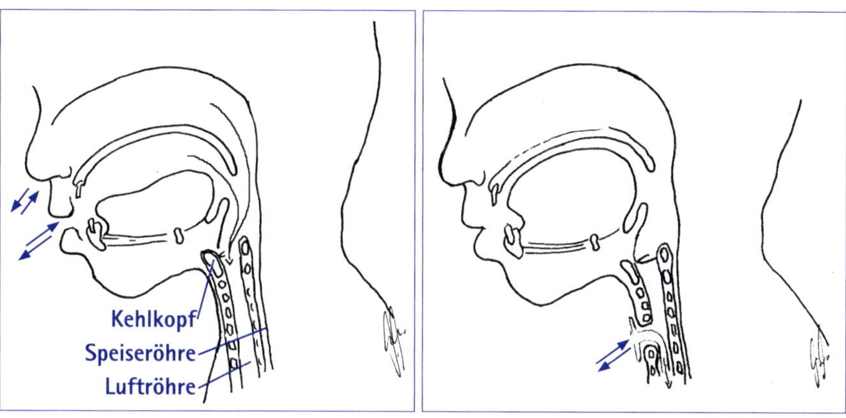

Abb. 3: Atemweg über Nase/Mund

Abb. 4: Atemweg über die Trachealkanüle unterhalb des Kehlkopfes

Die folgenden Funktionen sind beeinträchtigt bzw. nicht mehr möglich:

- **Riechen eingeschränkt**. Da keine Einatmung durch die Nase erfolgt, können keine Duftpartikel in die Riechregion der Nase gelangen (allenfalls, wenn Düfte in die Nase „eingepustet" oder zugefächelt werden).
- **Anfeuchtung und Filterung/Reinigung der Atemluft**. Diese Funktion der Nase, mit ihren Flimmerhärchen die Luft bei der Einatmung zu filtern, entfällt, da die Atmung nicht mehr über die Nase verläuft.
- **Nase putzen**. Da die stoßartige Ausatmung gar nicht oder je nach Kanülensituation nur eingeschränkt möglich ist, kann die Nase nicht effizient von dem dort befindlichen Sekret gereinigt werden.
- **Schlürfen**. Um z. B. warme Getränke aus einer Tasse zu schlürfen, benötigen wir einen Einatemluftstrom durch den Mund. Diesen kann eine tracheostomierte Person nicht erzeugen.

- **Sprechen**. Die meiste Luft strömt bei der Ausatmung durch die Kanüle bzw. das Tracheostoma und nicht durch den Kehlkopf bzw. die Stimmritze. Dadurch kann ein tracheostomiertes Kind nur phonieren, also Stimme bilden (beim Lachen, Weinen, Sprechen, etc.), wenn es eine spezielle Sprechkanüle und ein Sprechventil trägt, welches vorne die Kanüle bei der Ausatmung bzw. beim Sprechen verschließt, sich beim Einatmen jedoch öffnet und Luft einlässt (siehe Kap. *Sprechaufsätze/Sprechventile für die Kanüle*).
- **Sekretbildung**. Durch die veränderte Atemsituation und durch den Fremdkörperreiz der Kanüle kann es zu einer vermehrten Verschleimung in der Luftröhre kommen. Bei nicht tracheostomierten Menschen wird der in den tiefen Atemwegen entstehende „Schleim" automatisch durch das Flimmerepithel der Schleimhaut nach oben transportiert oder hoch gehustet und dann abgeschluckt. Dies kann bei Menschen mit Tracheostomie nicht mehr effektiv erfolgen.
- **Husten/Räuspern**. Für das Husten und Räuspern ist ein geschlossenes Atemsystem erforderlich. Durch den Schluss der Stimmlippen im Kehlkopf wird die Ausatemluft in der Luftröhre und den Bronchien gestaut und dann plötzlich durch eine Öffnung der Stimmlippen herausgestoßen. Ist dieses System unterbrochen, kann kein Anblasdruck mehr von unten aufgebaut werden und die Luft entweicht aus dem Tracheostoma bzw. der Trachealkanüle. Die Stimmlippen, als Ventil, werden nicht mehr benötigt und der Stimmlippenschluss wird schwächer. Husten ist nur noch als ein kraftvolles Ausatmen möglich.
- **Pressen bzw. Atemanhalten.** Auch für diese Funktionen wird ein Stimmlippenschluss benötigt. Dieser findet zwar noch statt, aber es kann keine Luftsäule in den tiefen Atemwegen gehalten werden, da die Luft durch das Tracheostoma entweicht.

Die Auswirkungen der Tracheostomie auf die Atemfunktion/Respiration

Wir unterteilen die Atemwege in obere und untere/tiefe Atemwege. Etwa auf halbem Weg befindet sich der Kehlkopf. Zu den oberen Atemwegen gehören die Nase sowie der Rachen; auch die Mundhöhle kann man dazuzählen, da man z. B. bei behinderter Nasenatmung ebenfalls durch sie atmen kann (siehe Abb. 5 und Abb. 6). Die unteren oder tiefen Atemwege beginnen unterhalb des Kehlkopfes mit der Luftröhre (→ Trachea), die sich nach kurzem Verlauf in die zwei Hauptbronchien rechts und links aufteilt, danach noch weiter verzweigt und in den Lungenlappen endet. Die Luftröhre ist nicht, wie man meinen könnte, ein stabiles, unflexibles Rohr, sondern vielmehr ein flexibler Schlauch, der von hufeisenförmigen Knorpelspangen in Form gehalten wird. Die Knorpelspangen sind nach hinten hin, also zur Speiseröhre hin, nicht geschlossen. Vielmehr bestehen zur Speiseröhre hin nur bindegewebige Strukturen.

Der Kehlkopf, der sich zwischen den oberen und unteren Atemwegen befindet, hat zwei wichtige Funktionen: Zum einen benötigen wir ihn zum Erzeugen der Stimme und zum anderen kann er durch eine spezielle Funktion beim Schlucken die unteren Atemwege abdichten, sodass keine Fremdpartikel dort hineingelangen.

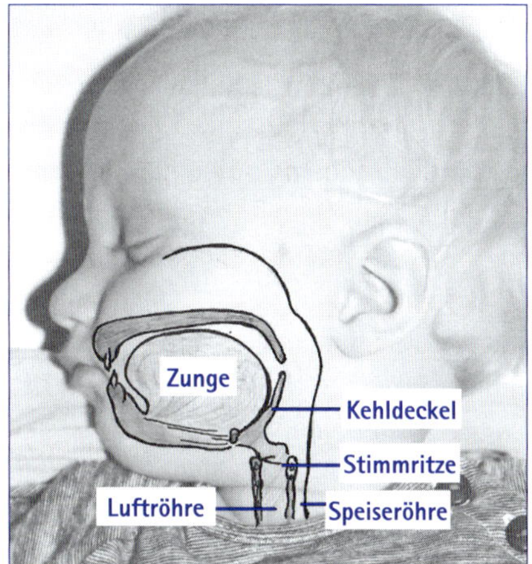

Abb. 5: Anatomische Verhältnisse bei einem etwa 1-jährigen Kind

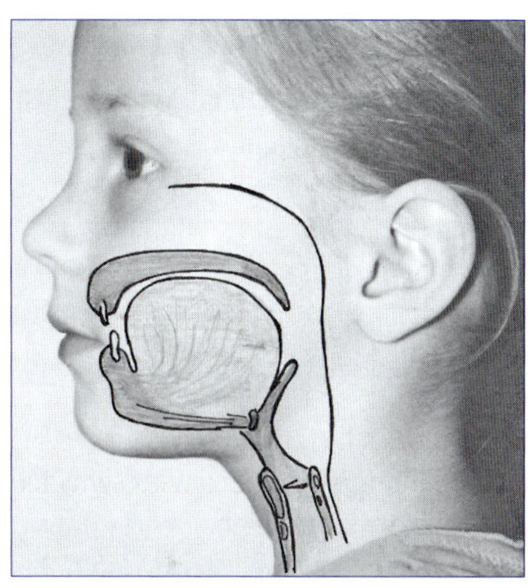

Abb. 6: Anatomische Verhältnisse bei einem 6-jährigen Kind

Im Kehlkopf sind die Stimmlippen (umgangssprachlich „Stimmbänder"), die sich beim Sprechen schließen und die durch Ausatemluft von unten angeblasen werden. Dieser Luftstrom aus der Lunge bewirkt, dass die Schleimhaut der Stimmlippen in Schwingung gerät und somit die Stimme erzeugt. Nur beim Sprechen, Singen, Husten, Räuspern oder Pressen ist die Stimmritze (= Ebene, die durch beide Stimmlippen gebildet wird) geschlossen. Bei der Atmung ist dieser Bereich immer offen, sodass die Luft durch den Kehlkopf hindurch ein- und ausströmen kann (siehe Abb. 7).

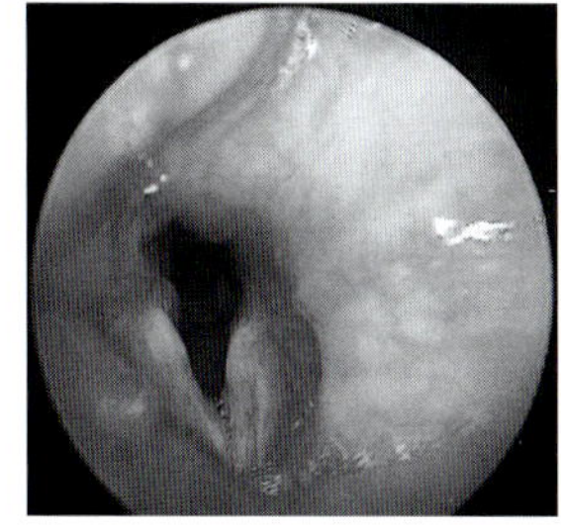

Abb. 7: Endoskopische Aufsicht auf die Stimmritze und die darunter befindliche Luftröhre eines 3-jährigen Kindes. Die Stimmlippen sind bei der Atmung V-förmig geöffnet

Die physiologischen Bedingungen bieten eine ausreichende Weitstellung der Stimmlippen zur Atmung.

Die Atemfrequenz ist altersabhängig und nimmt mit zunehmendem Alter ab. Atemfrequenz bezeichnet die Atemzüge pro Minute. Ein Atemzug umfasst eine Ein- und eine Ausatmung und noch eine kurze → Apnoephase, bei der kurzzeitig der Luftstrom unterbrochen ist. Neugeborene haben eine Atemfrequenz von 40-45 Atemzüge (AT) pro Minute, Kleinkinder von 20-30 AT/min und Kinder von 16-25 AT/min (vgl. Schmidt, 2011; Jecklin, 2008). Diese Werte sind als Orientierung gedacht und können individuell unterschiedlich sein, da sie von psychischen und physischen Faktoren (z. B. Trainingszustand, Konstitution) abhängen.

Der komplette Atemweg ist mit gut durchbluteter Schleimhaut ausgekleidet, die zu einer Selbstreinigung fähig ist. In der Schleimschicht werden mithilfe der Flimmerhärchen Bakterien, Staubpartikel etc. eingebunden und beim Ausatmen oder beim Husten nach oben in den Rachen transportiert. Von dort wird das Sekret mit den darin befindlichen Partikeln in den Magen heruntergeschluckt oder durch Husten und Räuspern in die Mundhöhle befördert.

Ist der „normale" Atemweg durch eine Tracheostomie verändert, strömt die Luft über das Tracheostoma direkt in die Luftröhre. Der Atemweg wird dadurch kürzer und die Atmung fällt leichter, weil der Atemwiderstand geringer wird. Da keine Nasenatmung stattfindet und das geschlossene Atemsystem eröffnet wurde, fehlt das physiologische Erwärmen, Befeuchten und Reinigen der Atemluft beim Einatmen. Diese Funktion übernimmt normalerweise die Nase mit den darin befindlichen Nasenmuscheln. Zudem entsteht eine stark geminderte Sensibilität (= Empfindlichkeit) im ganzen Atemweg, weil die Strukturen und die Schleimhaut nicht mehr vom Luftstrom berührt werden.

Die trockenere und kalte Atemluft führt dazu, dass die Flimmerhärchen in der Schleimhaut unbeweglicher werden und das Sekret nicht mehr so gut abtransportiert werden kann (erhöhte → Pneumoniegefahr!). Die Reinigungsfunktion der oberen Atemwege ist quasi ausgeschaltet und auch das Riechen geht verloren, da keine Duftpartikel mehr durch die Einatmung in die Riechregion in der Nase gelangen.

Weil die Nasenfunktion/Nasenatmung fehlt, übernehmen Kunststofffilter (enthalten Papierschichten oder Schaumstoff) die passive Befeuchtung. Die sogenannte „feuchte Nase"/„künstliche Nase" speichert die in der Ausatemluft enthaltene Wärme und Feuchtigkeit, erwärmt und reinigt damit die frische Einatemluft und filtert sie zusätzlich noch (siehe Abb. 8 und 9). Außerdem erhöht sie den Atemwiderstand, sodass die Lungentätigkeit angeregt wird. Künstliche Nasen gibt es bei zusätzlichem Sauerstoffbedarf auch mit entsprechendem Ansatzstück. Für beatmete Kinder gibt es verschiedene Beatmungssysteme, die mit einer beheizten Anfeuchtung ausgestattet sind.

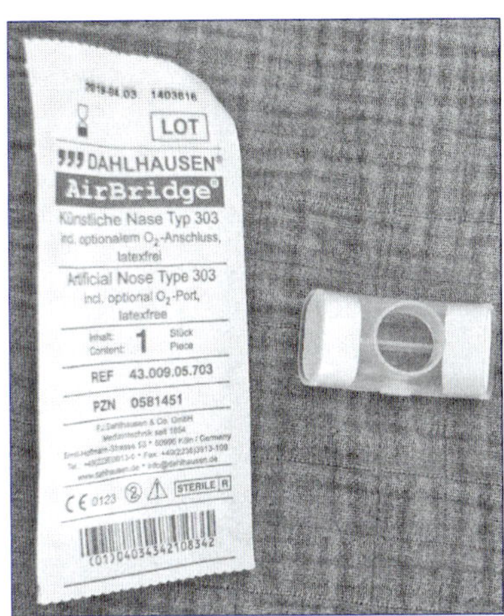

Abb. 8: Kanülenaufsatz zur Atemluftfilterung, Erwärmung und Befeuchtung: „Künstliche Nase"

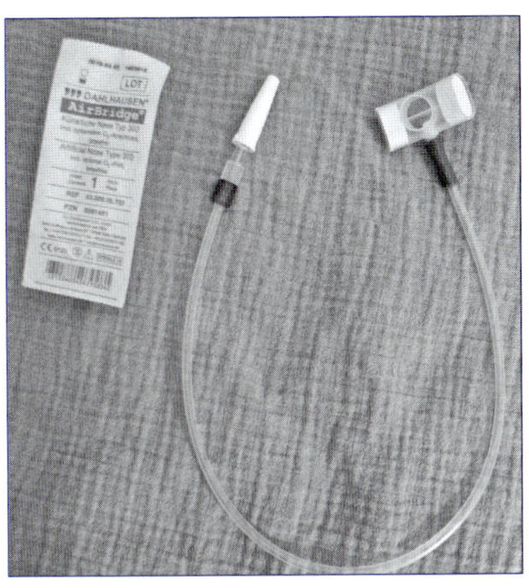

Abb. 9: Künstliche Nase mit Sauerstoffzuleitung

Trotz der Verwendung einer künstlichen Nase kann es zu einem zähen Bronchialsekret kommen. Dieses ist besonders schwierig abzuhusten. Hier sollte unbedingt auf eine ausreichende Raumluftbefeuchtung und eine angemessene Trinkmenge des Kindes geachtet werden. Ist das Trinken aufgrund einer Schluckstörung nicht sicher oder ausreichend möglich, sollte das Kind über die Sonde zusätzlich Flüssigkeit erhalten.

Um die Raumluft im Zimmer mit Feuchtigkeit anzureichern, kann ein Befeuchter aufgestellt werden. Gegebenenfalls kann es nötig werden, dass das Kind über einen gewissen Zeitraum inhaliert. Für „Halsatmer" gibt es spezielle Inhaliergeräte, die über eine Maske die feuchte Luft eingeben oder auch über einen Schlauch kalten oder warmen Wasserdampf abgeben, der dann eingeatmet werden kann (vgl. Kap. *Inhalation*).

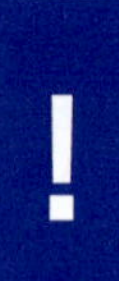

Da die Tracheostomie einen direkten Zugang zur Lunge schafft, sollte im Raum, in dem sich das Kind aufhält, unbedingt auf Dämpfe oder Aerosole (z. B. Lufterfrischer, Deos, Zigarettenrauch etc.) verzichtet werden.

Schluckfunktion und die Auswirkungen der Tracheostomie

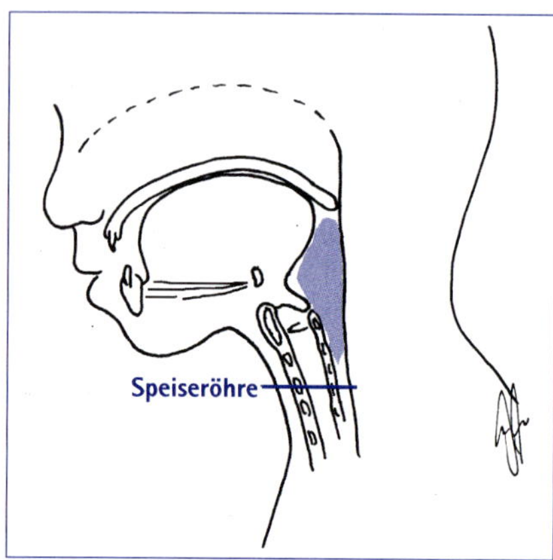

Abb. 10: Darstellung des Schluckweges (Moment des Einschluckens der Speise in die Speiseröhre bei geschlossenem Kehlkopf); er ist bei Kindern mit und ohne Tracheostomie identisch

Sieht man sich die Anatomie der Kopf- und Halsregion einmal genauer an, so kann festgestellt werden, dass sich Atem- und Schluckweg im unteren Rachenbereich kreuzen. Die Atmung erfolgt physiologischerweise über die oberen Atemwege (Nase/Mund und Rachen) via Kehlkopf in die unteren Atemwege. Beim Schlucken wird das Schluckgut aus dem Mund, durch den Rachen bis zur Speiseröhre geleitet. Der Speiseröhreneingang befindet sich in etwa auf gleicher Höhe wie der Eingang zur Luftröhre (Kehlkopf), allerdings *hinter* dem Kehlkopf. Die Speiseröhre verläuft demnach auch hinter der Luftröhre, genauer gesagt zwischen Luftröhre und Wirbelsäule (siehe Abb. 10).

Beim Ein- und Ausatmen wird der Körper mit Sauerstoff versorgt und Kohlendioxid wird abtransportiert. Dieser Vorgang hat Vorrang vor dem Schlucken. Deshalb muss der Atemweg so beschaffen sein, dass diese lebenswichtige Funktion jederzeit ablaufen kann und allenfalls nur kurzzeitig durch ein Schlucken oder das Luftanhalten beim Pressen o. Ä. unterbrochen wird. Die Natur hat dementsprechend vorgesorgt und den Kehlkopf mit einem dreifachen Schließmechanismus aus Kehldeckel (= Epiglottis), Stimmlippen sowie weiteren Muskelstrukturen versehen.

Diese Strukturen werden aktiv, sobald der Schluckreflex ankündigt, dass etwas geschluckt wird und hinten in die Speiseröhre geleitet werden muss. Wichtig beim Schlucken ist, dass der Kehlkopf sich nach oben und auch etwas nach vorn bewegt, um sowohl ein Absenken des Kehldeckels über den Kehlkopfeingang als auch ein Aufziehen des Speiseröhreneingangs zu bewirken. Nur durch diese Vorwärts-Aufwärtsbewegung des Kehlkopfes kann Speise in die Speiseröhre eingedrückt werden. Dieser reflexgesteuerte Mechanismus gelingt vom Säuglingsalter an, *der Mensch – ganz gleich welchen Alters – kann nicht gleichzeitig atmen und schlucken!*

Ein Saugen und Schlucken parallel ist jedoch möglich. Geschluckt wird in der sogenannten *Schluckapnoephase*, bei der durch einen Stimmlippenschluss und den dadurch entstehenden Anblasdruck aus der Lunge die unteren Atemwege verschlossen werden. Dieser kurzzeitige Atemstopp während des Schluckens dauert nicht länger als nötig, damit kein Sauerstoffmangel entsteht, und muss demnach gut koordiniert werden. Die Koordination von Atmung und Schlucken ist auch die größte Schwierigkeit bei tracheostomierten Kindern. Zusätzlich sind noch die anderen beiden Verschlussmechanismen des Kehlkopfes aktiv (Kehldeckel und Muskulatur oberhalb der Stimmlippen). Diese Schluss- und Schutzmechanismen des Kehlkopfes können bei einer maschinellen Beatmung nicht mehr effektiv funktionieren. Hierin liegt auch der Hauptgrund für eine Schluckstörung bei einer reinen Beatmung.

Schon bei einem Kind ohne Tracheostomie/Trachealkanüle ist der Schluckvorgang äußerst komplex und verläuft überwiegend unbewusst. Bei einem tracheostomierten Kind kann davon ausgegangen werden, dass die Mechanik des Schluckvorganges irritiert oder gar funktionell gestört wird. Auslöser dafür kann entweder die veränderte Luftführung oder die Trachealkanüle als Fremdkörper sein.

Aufgrund der reduzierten Sensibilität (Empfindung) im Kehlkopf- und Rachenbereich wird die Schluckhäufigkeit herabgesetzt. Das Kind schluckt seltener reflektorisch seinen Speichel ab.

Je nach Lagerung des Kindes, Durchmesser der Luftröhre und Beschaffenheit der Trachealkanüle kann Letztere die Hinterwand der Luftröhre zur Speiseröhre hin komprimieren und damit den Speisetransport in der Speiseröhre beeinträchtigen. Ferner kann die Trachealkanüle die Kehlkopfbeweglichkeit (vorwärts-aufwärts) beim Schlucken einschränken. Dadurch kann der Verschluss des Kehlkopfes, der zum einen mit dem Kehldeckel und zum anderen durch einen Stimmlippenschluss passiert, in seiner Funktion gestört sein. Welche Auswirkungen hat das auf das Schlucken?

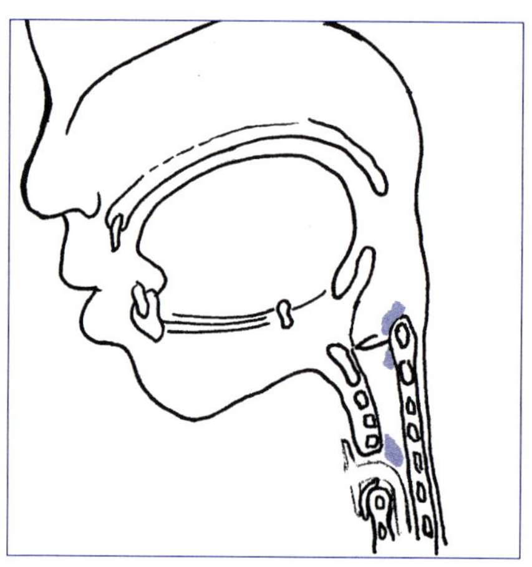

Abb. 11: Eindringen von Fremdpartikel in den Kehlkopf oberhalb der Stimmritze (= laryngeale Penetration) und unter der Stimmlippenebene (= Aspiration)

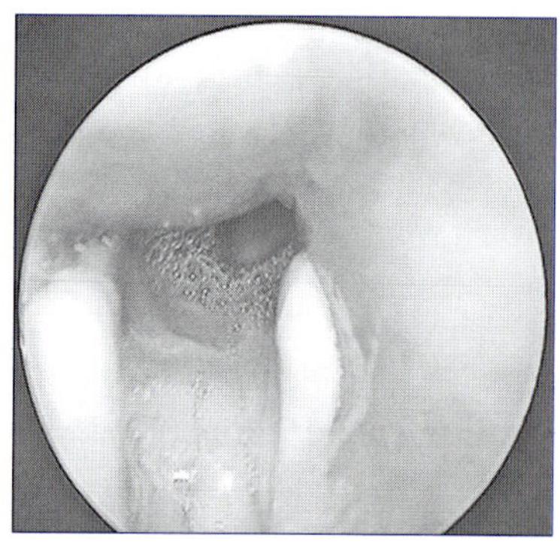

Abb. 12: Blasiger Speichel in der Luftröhre eines 2 Jahre alten tracheostomierten Jungen

Wenn der Kehlkopf sich beim Schlucken nicht mehr ausreichend gut nach oben und vorne bewegen kann, führt dies dazu, dass sich der Speiseröhreneingang nicht richtig öffnet. Demzufolge kann das Kind seinen Speichel oder Nahrung/Flüssigkeit nicht ausreichend in die Speiseröhre einschlucken. Es kommt zu Resten oberhalb des Speiseröhreneingangs und dann ggf. zum Überlaufen von Nahrung oder Speichel in den Kehlkopf, in die Luftröhre – und damit in die tiefen Atemwege (→ Aspiration) (siehe Abb. 11 und 12). Das ist die gefährlichste Komplikation beim Schlucken, weil sie beim Kind zu chronischen Lungenproblemen, Lungenentzündungen oder einer „allgemeinen" Luftnot führen kann.

Eine → Aspiration kann dadurch sichtbar werden, dass beim Absaugen Nahrungsreste im Trachealsekret zu finden sind, das Kind unter häufig wiederkehrenden Infektionen der unteren Atemwege leidet oder – besonders nach dem Essen/Trinken – deutlich hörbare Atemgeräusche in den Bronchien und der Lunge vorliegen.

Um eine Aspiration von angedauten Speisen oder Sondenkost zu minimieren, empfiehlt es sich, das Kind ***vor*** den Mahlzeiten (auch vor einer Sondenkostgabe!) abzusaugen, da es im Zuge des Absaugens zu einem Erbrechen kommen kann. Die Gefahr, dass Mageninhalt (Sondenkost, Speisen und Magensäure) aufsteigt und aspiriert wird oder die Atemwege verlegen könnte, ist nicht zu unterschätzen.

Da man bei Kindern mit der Versorgung mit geblockten Trachealkanülen sehr zurückhaltend ist, um keine Knorpelstrukturen und Gewebe zu verletzen, gibt es oftmals keinen → Cuff (blockbarer Ballon in der Luftröhre), der das Abgleiten von verschlucktem Material etwas aufhält (siehe Kap. *Kanülenarten für Kinder*) und so zumindest ein schnelles Eindringen schädigender Fremdpartikel in die tiefen Atemwege reduzieren kann.

Hinweise auf eine Schluckstörung bei Kindern

Schluckstörungen bei Kindern (Oberbegriff → „Pädysphagie") können unterschiedlichste Ausprägungen und Erscheinungsbilder haben (Motzko & Weinert, 2012). Möglich sind funktionelle Störungen der präoralen Phase der Nahrungsaufnahme (= Vorbereitung zur Nahrungsaufnahme und Aufnahme der Speise in den Mund), der oralen Vorbereitungsphase (= Kauen und Einspeicheln sowie Kontrollieren der Speise in der Mundhöhle) und der oralen, pharyngealen und ösophagealen Transportphase (= Transport der Speise vom Mundraum durch den Rachen in die Speiseröhre zum Magen).

Darüber hinaus kann es aber auch zu Fütterstörungen und ablehnendem Verhalten gegenüber dem Nahrungsangebot kommen.

Bei tracheostomierten Kindern können bestimmte Anzeichen auf eine → Pädysphagie hinweisen und in direkte und indirekte Hinweise unterteilt werden.

Direkte Hinweise (eine Auswahl):

- Speichel/Speise staut sich im Mund und fließt der Schwerkraft folgend aus dem Mund
- Das Kind reagiert überempfindlich auf Nahrung oder bestimmte Konsistenzen im Mund, würgt schnell oder separiert feste Nahrungsbestandteile von weicheren
- Im Mundraum sind deutliche Speisereste, auch wenn die Mahlzeit bereits länger beendet ist
- Am Tracheostoma tritt Speichel oder Flüssigkeit (Getränke oder auch Sondenkost!) aus; die Trachealkompresse ist ständig feucht und muss gewechselt werden
- Vermehrtes Husten, „Verschlucken" während der Mahlzeit oder auch unabhängig davon beim Schlucken von Speichel

- Feucht-gurgeliger Stimmklang beim Sprechen oder auch Weinen (bei tracheostomierten Kindern natürlich nur bei eingesetztem Sprechventil beurteilbar)
- Erbrechen bei der Sondierung mit anschließendem Austritt von Mageninhalt aus dem Tracheostoma oder Absaugen von Mageninhalt aus den tiefen Atemwegen
- Ggf. tritt sogar Flüssigkeit aus der Nase aus, oder das Kind muss bei der Nahrungsgabe niesen

Indirekte Hinweise auf eine Schluckstörung (eine Auswahl):
- Gedeihstörung
- Plötzlicher Gewichtsverlust
- Nahrungsverweigerung
- Unklare Fieberschübe
- Gehäuft auftretende Bronchitiden, Pneumonien

Ernährungssonden und der „normale" Ernährungsweg

Es gibt bei Kindern verschiedene Gründe, warum ein enteraler Ernährungsweg über eine PEG-Sonde wichtig und hilfreich ist.

Kinder, die mit einem Tracheostoma und einer Trachealkanüle versorgt sind, haben oft eine längere medizinische „Versorgungsgeschichte" hinter sich, die diverse Eingriffe, Maßnahmen, Untersuchungen etc. unter anderem im Gesicht, Mund- und Halsbereich notwendig gemacht hat. Im Zuge dessen haben viele Kinder längere stationäre Krankenhausaufenthalte hinter sich und mussten bereits viele medizinische und pflegerische Maßnahmen erdulden. Nicht selten erleben sie dabei eine Art „(orale) Traumatisierung". Diese Erfahrungen können dazu führen, dass sie vieles, was ihnen im Mundbereich (z.B. Mund- und Zahnpflege, aber auch Essen/Trinken) angeboten wird, ablehnen. Bestimmte Nahrungskonsistenzen können vollständig oder in Anteilen abgelehnt oder komplett verweigert werden. Wenn keine ausreichende orale Versorgung mehr mit Nährstoffen und Flüssigkeit zu gewährleisten ist, dann muss eine Ernährung mittels einer PEG-Sonde erfolgen. Diese kann so lange indiziert sein, bis durch eine gezielte und professionelle Therapie die positiven Aspekte der Oralisierung erfahrbar gemacht werden konnten. Gegebenenfalls ist dies mit einer Desensibilisierung des hypersensibel erlebten Mundraums zu kombinieren.

Ein weiterer Grund für eine Ernährung mittels einer PEG-Sonde ist in der Aspirationsgefahr zu sehen. Schluckt das Kind aufgrund struktureller, organischer Faktoren oder neurologischer Ausfälle Speise/Nahrung oder Flüssigkeit in den Kehlkopf – und damit in die Luftröhre – ein, darf oral/über den Mund nichts mehr gegeben werden. Die Gefahr einer Lungenentzündung, einer körperlichen Schwächung etc. ist zu hoch und kann zu vital gefährdenden Situationen führen.

Ist es absehbar, dass das Kind über mehrere Wochen und Monate nicht auf normalem Wege essen und/oder trinken darf, sollte frühzeitig eine PEG, anstelle einer NGS (→ Nasogastralsonde), gelegt werden, denn der große Nachteil der nasalen Ernährungssonden besteht darin, dass sie durch den Schluckweg geführt werden und dort über eine lange Zeit verbleiben. Sie verringern das → Lumen im Schluckweg und stellen für viele Kinder einen Reiz mit einem ausgeprägten Fremdkörpergefühl dar. Den Autorinnen ist bewusst, dass viele Eltern aus verschiedenen Gründen einer PEG-Anlage eher ablehnend gegenüberstehen; doch sollte diese Maßnahme immer zum Wohl des Kindes diskutiert und entschieden werden.

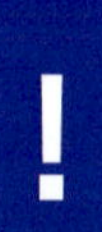

Eine Sondenversorgung bedeutet nicht, dass das Kind immer und ausschließlich auf diese Art ernährt werden muss. Abhängig von der Ursache der Schluckstörung besteht die Möglichkeit, durch therapeutische Maßnahmen eine Teiloralisierung oder auch eine Entwöhnung von einer Sonde zu erreichen.
Entscheidend ist, dass die Sondenernährung durchaus auch als Entlastung für die Eltern erlebt werden kann, weil ein täglicher „Kampf" um Menge und Kalorien, die das Kind aufnehmen muss, wegfällt.

| Tracheostoma und Sprach- bzw. Sprechentwicklung

Um die Auswirkungen auf die Sprach- bzw. Sprechentwicklung in Betracht zu ziehen, sollte unbedingt das Lebensalter und – noch wichtiger – das Entwicklungsalter des Kindes bei der Anlage des Tracheostomas berücksichtigt werden. Bei Kindern, die im späteren Kindergartenalter (> 4-5 Jahre) bzw. im frühen Schulkindalter – also *nach* Abschluss der grundlegenden Sprachentwicklungsphase – tracheostomiert werden müssen, sind die Auswirkungen des Eingriffs auf die Sprach- und Sprechfähigkeiten lediglich auf die Funktion *Sprechen* begrenzt. Sprachverständnis, passiver und aktiver Wortschatz, grammatikalische Fähigkeiten bleiben erhalten, sie können ggf. nur aufgrund der eingeschränkten Stimmproduktion – und somit erschwerten Sprechfunktion – durch das Tracheostoma/die Kanüle beeinträchtigt sein.

Wird das Kind allerdings schon sehr früh mit einem Luftröhrenschnitt versorgt, dann macht es wesentliche Entwicklungsschritte, die für die Ausbildung der Sprache und des Sprechens wichtig sind, nicht oder nur sehr eingeschränkt mit. In der kindlichen Sprech- und Sprachentwicklung spricht man z. B. von der ersten (3.–5. Lebensmonat) und zweiten Lallphase (6.–8. Lebensmonat; Biber, 2012). So lautiert das Kind in der *ersten Phase* noch ungelenkt und mit Freude am Betasten aller oralen Strukturen mit der Zunge. Später achtet es auch auf seine Stimme und die Stimme anderer und versucht Laute immer wieder zu bilden und stimmlich zu variieren.

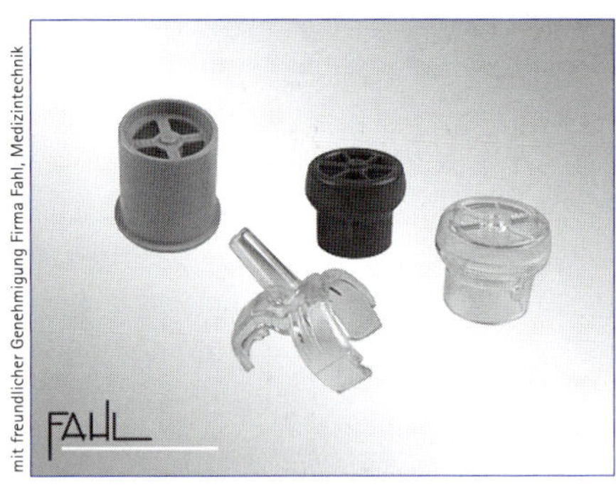

mit freundlicher Genehmigung Firma Fahl, Medizintechnik

Abb. 13: Passy muir® Sprechventil

In der zweiten Phase ist das tracheostomierte Kind bereits deutlich beeinträchtigt, da es sich selbst nicht hört und nur „lautlos" lautiert. Oft fehlt dann der Ansporn und das Kind bildet weniger Laute oder „verstummt" sogar wieder. Abhilfe kann hier – je nach Beatmungsbedarf – der regelmäßige Einsatz eines Sprechventils (z. B. eines Passy muir®-Ventils, siehe Abb. 13) auf die Trachealkanüle sein (vgl. auch Kap. *Sprechaufsätze/Sprechventile für die Kanüle*).

Auf der Basis der in der *zweiten Lallphase* erworbenen Fähigkeiten wird dann allmählich die Produktion erster Wörter und Sätze aufgebaut. Sie kommt aber wiederum nur dann zustande, wenn das Kind die Chance erhält, sich lautieren bzw. „sprechen" zu hören. Dies gilt nicht nur für die Ausbildung des aktiven Wortschatzes, sondern auch für die weitere Ausbildung der Grammatik.

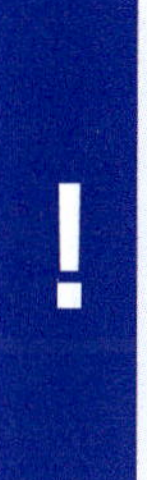

Bei all den oben genannten Aspekten muss man aber immer auch die individuellen geistigen und körperlichen Fähigkeiten der betroffenen Kinder mit bedenken, die natürlich zusätzlich zu den negativen Auswirkungen der Tracheostomie die Sprachentwicklung beeinflussen. Eine frühzeitige Begleitung durch einen Logopäden/Sprachtherapeuten ist daher nicht nur für das Schlucken, sondern auch für die optimale Unterstützung beim Sprechenlernen dringend angeraten.

| Kanülenarten für Kinder

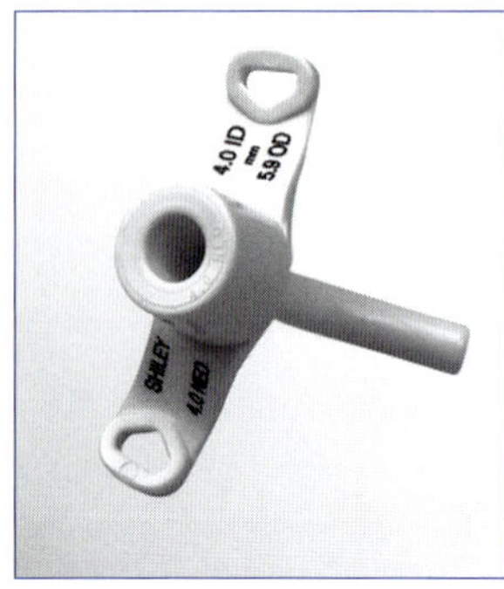

Abb. 14: Gängige Trachealkanüle für Kinder

Die Industrie bietet eine Vielzahl von Trachealkanülen an. Bei Kindern sollte auf ein Material geachtet werden, das bei einer dünnen Wand eine hohe Stabilität aufweist und zudem am Kanülenschild eher weicher bzw. flexibler ist (siehe Abb. 14).

Das Problem bei Kindern ist, dass sie sehr enge anatomische Verhältnisse haben, der Hals ist oft sehr kurz und die Trachealknorpelspangen sind noch sehr weich und instabil. Gefürchtete Komplikationen einer langen Kanülenpflicht bzw. einer Verletzung oder Druckschädigung der Luftröhre sind eine Erweichung der Knorpelspangen (→ Tracheomalazie) oder auch Trachealstenosen (Engebildungen), die die Aussicht auf einen Tracheostomaverschluss in weite Ferne rücken lassen.

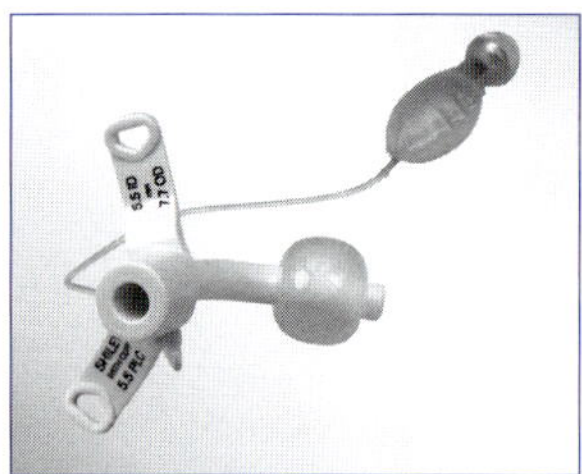

Abb. 15: Blockbare Trachealkanüle

Auf blockbare Trachealkanülen (siehe Abb. 15), die durch eine aufblasbare Manschette (synonym: Ballon/Cuff) im unteren Kanülenanteil die Gefahr eines Eindringens von Speichel und Speisen in die tiefen Atemwege reduzieren, wurde in der Vergangenheit bei Babys und Kleinkindern meist verzichtet, da Druckschäden der Luftröhrenschleimhaut und der darunter befindlichen Knorpelspangen befürchtet wurden.

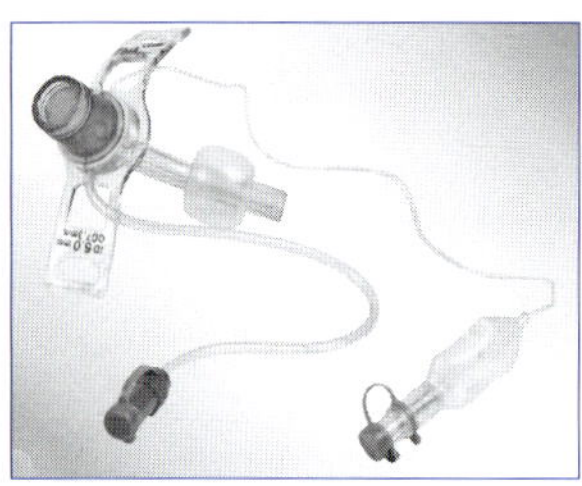

Abb.: 16 Blockbare Trachealkanüle mit Absaugmöglichkeit des Sekrets, das sich oberhalb des Ballons aufgestaut hat

Manchmal ist es jedoch unumgänglich, dass die tieferen Atemwege zumindest zum Teil vor dem Eindringen von Speichel geschützt werden müssen. So gibt es neuerdings einige wenige Hersteller, die Kinderkanülen mit Cuff zur Verfügung stellen, teilweise sogar mit einer Absaugmöglichkeit für Speichel kombiniert (siehe Abb. 16).

Wichtig für die Verwendung dieser Kanülenart ist, dass der Cuff/Block nicht überblockt wird, das heißt, dass niemals so viel Luft in den Block gepumpt wird, dass die Manschette zu stark auf die Trachealschleimhaut drückt. Die Verwendung eines Cuffdruckmessgerätes zum Blocken wird dringend angeraten, da anhand der Skala gleich der richtige Druckbereich (meist grün dargestellt) abgelesen werden kann (siehe Abb. 17).

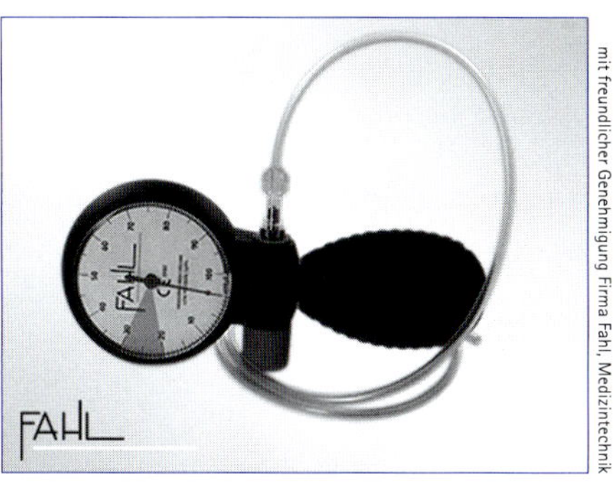

mit freundlicher Genehmigung Firma Fahl, Medizintechnik

Abb. 17: Cuffdruckmessgerät

Auch sollte unbedingt die richtige Größe (Länge und Durchmesser) der Trachealkanüle ausgewählt werden. Nicht nur die Füße eines Kindes wachsen schnell, sondern die gesamte körperliche Entwicklung unterliegt einer ständigen Veränderung. So streckt sich der Körper in die Länge und Hals, Luftröhre etc. werden größer und verändern ihre Proportionen und ihre Stellung zueinander. Der Kehlkopf, der sich bei Säuglingen noch sehr hoch hinter der Zunge im Rachenbereich befindet, senkt sich im Laufe des frühen Kindesalters bis zur Pubertät hin ab. Damit verändert sich auch der Sitz des Tracheostomas.

Je kleiner das Kind ist, desto kleiner ist auch seine Luftröhre und dementsprechend auch das Tracheostoma. Umso wichtiger ist es, weiterhin eine Kanüle zu wählen, die eine besonders dünne Außenwand besitzt, damit der Durchmesser der Kanüle für die Atmung ausreicht. Neuartige dünnwandige Kanülen aus einem thermosensiblen Material, das bei Körperwärme weicher wird, sind seit einiger Zeit auf dem Markt, sie bieten einen angenehmen Tragekomfort bei ausreichend großem Durchmesser/Atemlumen.

Trachealkanülen, die über eine Außen- und eine Innenkanüle verfügen, reduzieren wiederum den Durchmesser und somit das → Atemlumen (siehe Abb. 18). Ihr Vorteil liegt darin, dass die Innenkanülen zumeist über einen → Konnektor verfügen, auf den sich sowohl die → Gänsegurgel des Beatmungsgerätes als auch eine künstliche Nase zur Atemanfeuchtung etc. auf-

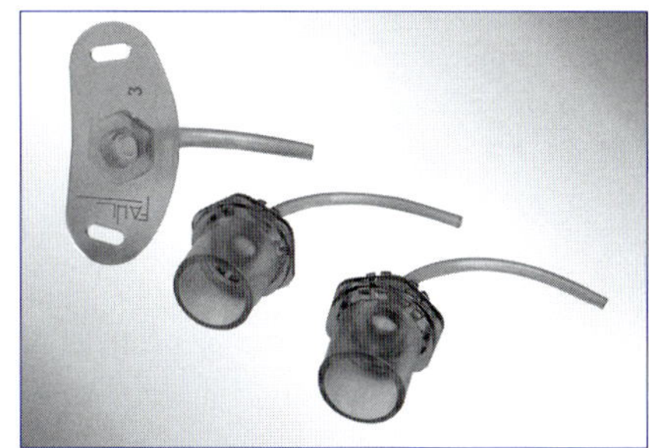

Abb. 18: Trachealkanüle mit auswechselbarer Innenkanüle/Innenseele

stecken lässt. Auch kann die Innenkanüle leicht zum Reinigen entfernt werden, ohne dass ein kompletter Kanülenwechsel nötig wird. Das kann die Pflegesituation deutlich entlasten.

> **!**
>
> Die Wahl der richtigen Trachealkanüle ist eine Herausforderung. Die anatomischen Verhältnisse jedes einzelnen Kindes sowie die Anforderungen an die Kanüle und deren Material müssen gut aufeinander abgestimmt werden. Form und Größe sollten stimmen.
> Hilfreich und nahezu unumgänglich ist hierfür die Zusammenarbeit mit kompetenten Mitarbeitern von Medizintechnikvertrieben, die die Trachealkanülen unterschiedlichster Hersteller kennen, vertreiben und ggf. auch herstellen.

| Der (Pflege-)Alltag mit einem tracheostomierten Kind

Jede Familie eines tracheostomierten Kindes hat die Möglichkeit, für einen gewissen Zeitraum einen **häuslichen Pflegedienst** in Anspruch zu nehmen. Dies wird von allen Krankenkassen für mindestens 4 Wochen nach dem Krankenhausaufenthalt bewilligt. Darüber hinaus ist eine Versorgung durch einen Pflegedienst abhängig vom Zustand des Kindes, dem Kinderarzt, der Krankenkasse und den Bedürfnissen der Eltern bzw. des Kindes.

Die Verordnung für den Pflegedienst stellt der behandelnde Kinderarzt aus (manchmal auch die entlassende Klinik). Naht die Entlassung aus dem Krankenhaus, wird durch Mitarbeiter des Überleitungsmanagements/Case Managements die Versorgung zu Hause geplant und eingeleitet. Die Materialien und Geräte, die für die Pflege zu Hause notwendig sind, werden bei einem Anbieter bestellt und nach Hause geliefert, sodass die Materialien schon zu Hause sind, bevor das Kind entlassen wird.

In der häuslichen Umgebung muss nicht unter so strengen **hygienischen Bedingungen** gearbeitet werden wie im Krankenhaus, da das Kind in einem bekannten Keimmilieu lebt und die höhere Keimbelastung durch z. B. andere Patienten oder die Krankenhausumgebung entfällt. Auch sind Kinder, die noch krankenhauspflichtig sind, meist empfindlicher und ggf. akut erkrankt, sodass sie anfälliger für nosokomiale Infekte – also Infekte durch Krankenhauskeime – sind. Sterile Handschuhe (wie in den Kliniken meist üblich und notwendig) sind nicht vonnöten, stattdessen sollte aber stets auf eine gute Händedesinfektion geachtet werden, und zwar **immer bevor** man eine Tätigkeit am Tracheostoma verrichtet! Denn der Weg für Bakterien, Viren und andere Erreger über das Tracheostoma in die (meist sehr empfindliche) kindliche Lunge ist sehr kurz. Unsterile Handschuhe sind jedoch unerlässlich, besonders wenn außenstehende Personen das Kind mitpflegen.

Als generelle Infektionsprophylaxe sollten nur Personen in den häuslichen Bereich eingelassen werden, die völlig infektfrei sind. Diese Vorsichtsmaßnahme werden sicher auch Freunde und Verwandte verstehen. Darüber hinaus sollten alle Personen, die in den Haushalt kommen, sich die Hände waschen und gründlich desinfizieren und am besten die Straßenschuhe im Eingangsbereich abstellen.

Bei der **Körperpflege** eines Kindes mit einem Tracheostoma können Teil- oder Ganzkörperwaschungen sehr gut erfolgen. Auch auf das Badevergnügen muss nicht verzichtet werden, doch ist darauf zu achten, dass in die Kanüle bzw. in das Tracheostoma kein Wasser eindringen darf. Hier besteht erhöhte Ertrinkungsgefahr. Manche Medizintechnikvertriebe bieten einen Duscheschutz für „Halsatmer" an, die zumindest ein Eindringen von Spritzwasser in das Tracheostoma verhindern. Am besten gelingt ein solches Badevergnügen mit zwei pflegenden Personen; eine stabilisiert und hält das Kind, die andere wäscht es. Auch ältere Kinder sollten niemals alleine in der Badewanne gelassen werden, da sie schnell ausrutschen und untertauchen könnten. Und da tracheostomierte Menschen keine Luft anhalten können, läuft das Badewasser sofort in die Lunge.

Die Haarwäsche gelingt, wenn der Kopf weit nach hinten geneigt wird und das Wasser und der Schaum über den Hinterkopf und Rücken abfließen können. Auch hier sollte dringend darauf geachtet werden, dass kein fließendes Wasser über das Tracheostoma läuft. Im Anschluss an das Bad sollte das feuchte Kanülentrageband gewechselt werden, damit sich darunter am Hals keine feuchten Hautstellen verbergen können.

Auch die Hände des Kindes sind – je nach dessen Tätigkeiten – regelmäßig zu waschen und zu desinfizieren. Im eigenen Haushalt kann damit etwas „lockerer" umgegangen werden, da die Keime „vertraut" sind. Draußen und in fremden Haushalten sollte das regelmäßige Händewaschen und Desinfizieren zu einem ritualisierten und automatisierten Vorgehen werden, vor allem wenn das Kind auf dem Boden krabbelt oder gerne „alles" anfasst.

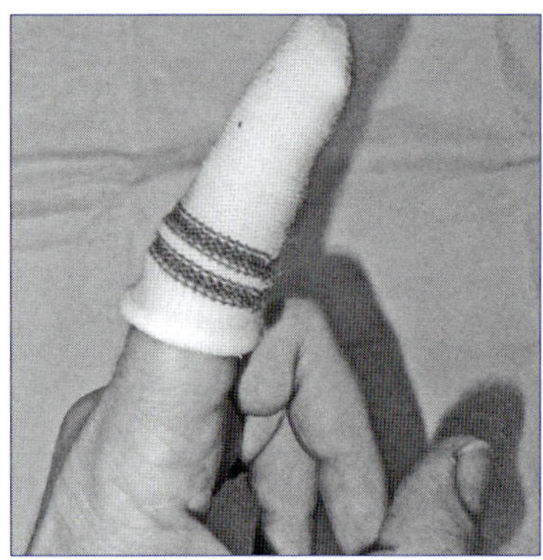

Abb. 19: Mikrofaserfingerling zur Mundpflege und zur Verbesserung der intraoralen Wahrnehmung

Auf die **Mund- und Zahnpflege** sollte bei einem tracheostomierten Kind besonders geachtet werden. Vor allem wenn es nicht essen und/oder trinken darf und über eine Magensonde ernährt wird. Hier verändert sich die Mundflora schnell und die Speichelschluckfrequenz nimmt ab. Keime können sich einnisten und mit dem Speichel „verschluckt" werden und dann in der Lunge eine Entzündung hervorrufen. So sollten bei sondierten Kindern möglichst stündlich einmal der Mundraum, die Wangen und die Zungenoberfläche mit einem angefeuchteten Watteträger oder einer Fingerzahnbürste aus Microfaser ausgestreift werden (siehe Abb. 19). Dies dient auch der intraoralen Stimulation und Wahrnehmungsförderung. So kann es sein, dass das Kind angeregt durch die Stimulation neugierig seine Zunge im Mund hin und her bewegt und öfter mal seinen Speichel abschluckt.

Wenn bereits Zähne vorhanden sind, wird ein Putzen mit einer Zahnbürste notwendig. Dabei ist es wichtig zu beachten, dass je mehr Probleme das Kind mit dem Schlucken hat, desto weniger dürfen Fremdstoffe wie Zahncremes, Mundspüllösungen, gesüßte Getränke etc. undosiert in den Mundraum eingebracht werden, da sie im Weiteren verschluckt werden könnten. Bei solchen Kindern empfiehlt es sich, die Zähne nur mit Wasser, allenfalls mit etwas ungesüßtem Salbeitee zu putzen. Nur bei Entzündungen der Mundschleimhaut oder Soorbefall (Pilz) sollten spezielle Präparate für einen begrenzten Zeitraum und in einer gezielten Applikation Verwendung finden.

Pflegerische Maßnahmen, die direkt mit der Trachealkanüle bzw. dem Tracheostoma zu tun haben, werden im Folgenden beschrieben.

Absaugen von Sekret aus der Kanüle bzw. der Luftröhre

Beim Absaugen der Luftröhre über die Trachealkanüle sollte der Grundsatz herrschen: „So viel wie nötig, so wenig wie möglich". Angezeigt ist ein Absaugen nur, wenn die tiefen Atemwege durch Sekret verlegt sind und so eine rasselnde Atmung zu hören ist bzw. auch die Sauerstoffsättigung abfällt. Durch den Absaugvorgang wird Sekret aus der Kanüle bzw. direkt aus der darunter befindlichen Trachea entfernt. Die Eltern sollten bestenfalls bereits in der Klinik das Absaugen erlernen, damit sie zu Hause in brenzligen Situationen dem Kind mit einfachen Mitteln helfen können.

Entgegen der weitläufigen Meinung konnten die Autorinnen in ihrem beruflichen Alltag bislang nicht erkennen, dass durch ein zu häufiges tracheales Absaugen die Sekretproduktion in der Luftröhre bzw. Lunge steigt. Vielleicht liegt es daran, dass die Autorinnen das Absaugen von Sekret aus der Kanüle bzw. knapp unterhalb der Kanüle dem tiefen Absaugen vorziehen.

Die Luftröhrenschleimhaut und die → Bifurkation der Hauptbronchien sollten unbedingt geschont werden. Die richtige Eindringtiefe des Absaugkatheters kann bestenfalls anhand der Länge der Ersatzkanüle bestimmt werden. Werden dann

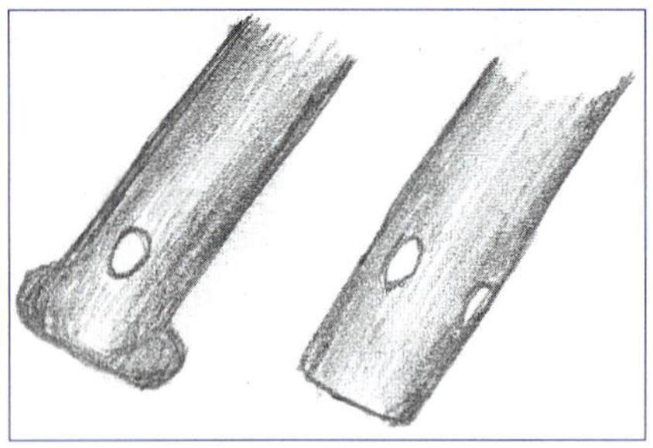

Abb. 20: Links atraumatischer und rechts konventioneller Absaugkatheter

noch 0,5 cm hinzugerechnet, so ist man bzgl. der Absaugtiefe auf der sicheren Seite. Wichtig ist jedoch, → *atraumatische* Absaugkatheter mit dem richtigen Durchmesser (der Außendurchmesser des Katheters sollte nur halb so groß sein wie der Innendurchmesser der Kanüle, siehe Tab. 1) zu verwenden.

Einen atraumatischen Katheter erkennt man daran, dass an der Katheterspitze nicht nur die kleinen seitlichen Öffnungen angebracht sind, sondern die Spitze über eine Wulst, den so genannten „Elefantenfuß", verfügt (siehe Abb. 20). Durch diese beiden Besonderheiten entsteht beim Ansaugen eine Art Luftkissen, was ein Anheften an die Trachealschleimhaut verhindert. Diese atraumatischen Katheter werden unter Sog in die Kanüle eingeführt und mit leichten drehenden Bewegungen auch wieder heraus. Die Verwendung von kurzen Absaugkathetern hat sich auch im Alltag bewährt, da sie sowohl beim Herausziehen aus der Verpackung als auch beim Absaugen besser kontrolliert werden können.

Tab. 1: Wahl der richtigen Absaugkatheter in Abhängigkeit von der Kanülengröße (modifizierte Tabelle nach Angaben der Firma Fahl Medizintechnik GmbH)

Kanülengröße	Empfohlene Kathetergröße	
	Außendurchmesser in → Charrière	Außendurchmesser in mm
3,0-3,5	4	1,33
4,0-4,5	6	2,00
5,0-6,0	8	2,66

Es ist sinnvoll, sich alle benötigten Materialien für den Absaugvorgang zuvor bereitzulegen und unbedingt die Funktionstüchtigkeit des Absauggerätes zu überprüfen.

Benötigt werden:

- Ein Absauggerät (inkl. Absaugschlauch und Finger-Tip, siehe Abb. 21) sowie ein Spülgefäß mit normalem Leitungswasser
- Mehrere Absaugkatheter kurz und/oder lang in der entsprechenden Größe (siehe Abb. 22 und Tab. 1)
- Ein Mülleimer
- Ggf. unsterile Handschuhe
- Mundschutz bei Infektionsgefährdung, um das Kind nicht anzustecken

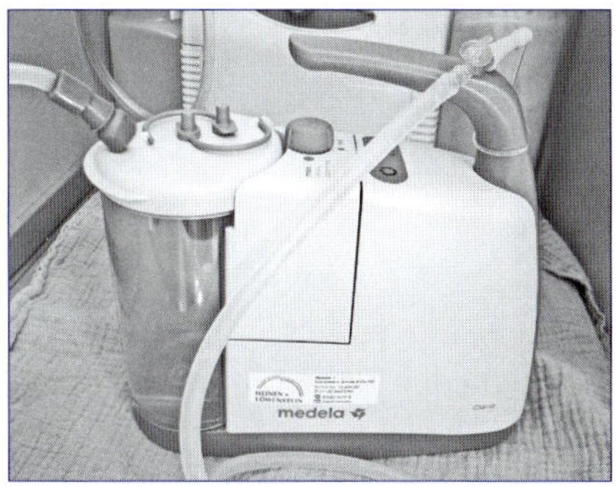

Abb. 21: Absauggerät inklusive Absaugschlauch und Finger-Tip

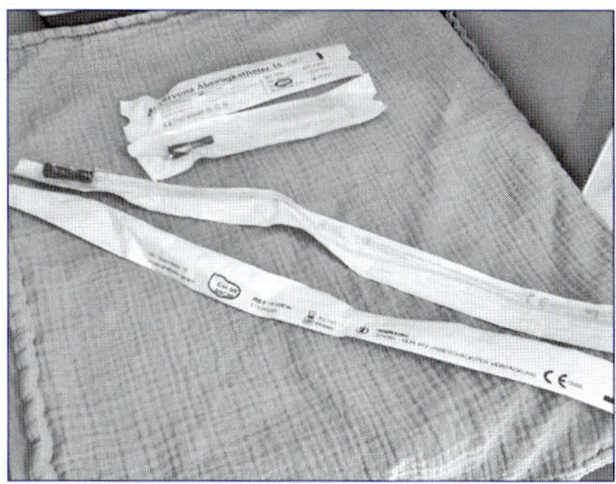

Abb. 22: Kurze und lange Absaugkatheter

Kinder, die beim Absaugen schnell in Atemstress geraten, sollten während des Absaugvorgangs mit einem Monitor, der mindestens Herzfrequenz und Sauerstoffsättigung des Blutes misst, überwacht werden (siehe Abb. 23: Pulsoximeter). Falls die Sauerstoffsättigung (O_2-Sättigung) während des Absaugens im Vergleich zum Ausgangswert deutlich abfällt, sollte das Absaugen unbedingt unterbrochen werden, bis sich der Wert – und damit auch das Kind – wieder erholt hat.

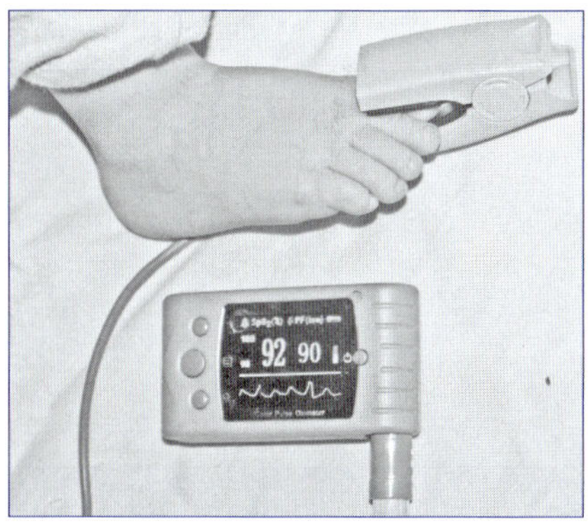

Abb. 23: Pulsoximeter als „Monitor"

Durchführung

- Kind je nach Alter und Auffassungsgabe über die Maßnahme informieren und ggf. mit einbeziehen (z. B. beim Einschalten des Absauggerätes)
- Absauggerät anschalten, um Funktionsweise zu testen; Sogeinstellung kontrollieren
- Den richtigen Absaugkatheter wählen (Durchmesser, und auch kurz oder lang; s. o.)
- Hände desinfizieren und ggf. Handschuhe anziehen
- Sterile Verpackung des Katheters öffnen und Ansatzstück an den „Finger-Tip" (= Sogunterbrecher) anschließen
- Absaugkatheter nun komplett aus der Verpackung herausziehen, dabei lange Katheter einmal um die Hand schlingen, damit sie nicht unkontrolliert „herumbaumeln" und die Katheterspitze nicht verunreinigt wird

- Absauggerät einschalten und Katheter mit einer Hand etwa dort anfassen, bis wohin er in die Kanüle vorgeschoben wird (Abmessung: in etwa Länge der Trachealkanüle plus 0,5 cm)
- Ggf. „feuchte Nase“, Sprechventil oder sonstige Aufsätze an der Trachealkanüle entfernen
- Ggf. Innenkanüle entfernen
-  Mit der Katheterspitze voran Absaugkatheter in die Trachealkanüle einführen **(ohne Sog bei konventionellen Kathetern und mit Sog bei atraumatischen! s. o.)**
- Absaugkatheter nur so weit vorschieben, bis die führenden Finger die Öffnung der Kanüle berühren (also möglichst nur in der Kanüle absaugen, um keinen Reiz und keine Verletzung an der Luftröhrenschleimhaut zu setzen!)
- **Katheter unter Sog** mit leicht zwirbelnden und drehenden Bewegungen langsam aber stetig zurückziehen **(maximale Absaugdauer nicht länger als 5 Sekunden, da dem Kind neben Sekret auch Atemluft genommen wird!)**
- Ggf. Absaugvorgang nochmals wiederholen, allerdings nicht öfter als 1-2 Mal; bei Sauerstoffbedarf ggf. insgesamt nur einmalig absaugen! **Wichtig: Unbedingt auf die Befindlichkeit des Kindes achten!**
- Innenkanüle und/oder Trachealkanülenaufsätze wieder platzieren (vor allem bei Sauerstoffbedarf!)
- Benutzten Absaugkatheter und ggf. auch Handschuhe entsorgen
- Absaugschlauch über „Finger-Tip“ mit Wasser durchspülen
- Bei Bedarf kann mit einem neuen, sterilen Absaugkatheter noch Speichel aus dem Mund und Sekret aus der Nase gesaugt werden, wenn es das Kind zulässt (dazu den Absaugkatheter nur vorsichtig an die Nasenlöcher bzw. seitlich in die Wangentasche halten)
- Absauggerät ausschalten
- Abgesaugtes Sekret auf Farbe, Geruch und Beschaffenheit begutachten, um Auskunft über eine Infektion der tiefen Atemwege zu erhalten

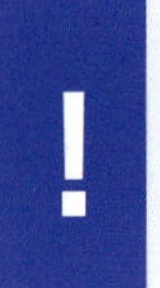

Falls der Absaugkatheter versehentlich mit etwas anderem als der Trachealkanüle in Berührung kommt, darf er nicht weiter benutzt werden und muss durch einen neuen, sterilen Absaugkatheter ersetzt werden, da sonst Infektionsgefahr für die tiefen Atemwege besteht.

Stomapflege

Die Pflege des Tracheostomas sollte täglich erfolgen. Je nach Mitarbeit des Kindes ist es ratsam, sie mit zwei Personen durchzuführen. Wie bei allen Handlungen am Tracheostoma bzw. der Kanüle ist es wichtig, sich zuvor alle benötigten Materialien bereitzulegen, sich die Hände zu waschen und zu desinfizieren.

Folgende Dinge sollten griffbereit sein:

- Händedesinfektionsmittel
- Sterile Mullkompressen
- Sterile Pflaumentupfer (= kugelförmige Kompressen)
- Tracheostomapflegetücher
- Steriles Aqua dest. (= destilliertes Wasser) in einem kleinen Schälchen
- Geschlitzte Trachealkompresse der richtigen Größe und Dicke
- Kanülentragebändchen
- Nierenschale oder Müllbehälter
- Stethoskop

Für den Fall, dass bei der Stomapflege die Trachealkanüle herausrutscht, sollten folgende Utensilien ebenfalls griffbereit liegen:

- Ersatzkanüle (= Trachealkanüle, die eine Nummer kleiner ist als die, die üblicherweise verwendet wird)
- Tracheospreizer, zum Aufhalten des Tracheostomas
- Ambubeutel (Beatmungsbeutel), für den Fall, dass manuell beatmet werden muss
- Einsatzbereites Absauggerät mit passendem Absaugkatheter, damit Sekret aus der Trachea abgesaugt werden kann

Durchführung

- Kind seinem Alter und der Kognition entsprechend über die pflegerische Maßnahme informieren
- Alle Materialien vorbereiten und Verpackungen so öffnen, dass sie zwar griffbereit sind, aber steril bleiben
- Lagerung des Kindes in Rückenlage mit leicht überstrecktem Kopf (z. B. Handtuch als Nackenrolle verwenden)
- Händehygiene (waschen und desinfizieren)
- Bei brodelnder Atmung und Sekret in den Atemwegen zuvor absaugen (s. o.)
- Sterile Mullkompresse mit Aqua dest. befeuchten bzw. Stomapflegetücher bereitlegen

- Kanülentragebändchen an beiden Seiten des Kanülenschildes lösen, dabei Trachealkanüle durchgehend mit einer Hand am Schild festhalten, da sie sonst schnell rausrutschen bzw. ausgehustet werden kann
- Kanülentragebändchen entfernen, Halsfalte mit der Kompresse bzw. den Pflegetüchern zuerst feucht reinigen, dann trockentupfen
- Geschlitzte Trachealkompresse entfernen
- Wundränder des Tracheostomas bzw. der Tracheotomie mit Pflaumentupfern und Aqua dest. bzw. mit den Pflegetüchern von innen nach außen säubern und trocknen
- Auf Blutung, Rötungen (als Infektionsanzeichen) sowie auf Granulationsgewebe (= „wildes Fleisch") und andere Hautveränderungen rund um das Tracheostoma achten
- Neue, sterile geschlitzte Trachealkompresse um die Trachealkanüle legen
- Kanüle mit Kanülentragebändchen wieder befestigen (nicht zu fest oder zu locker, Zeigefinger sollte zwischen Hals und Fixierband passen!)
- **Abschließend Auskultation der Lunge mit dem Stethoskop zur Kontrolle der seitengleichen Lungenbelüftung und Beobachtung der Sauerstoffsättigung und Herzfrequenz über den Monitor (falls vorhanden)**

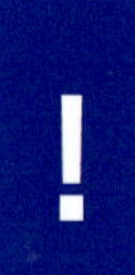

Das Tracheostoma ist täglich auf Infektionsanzeichen hin zu überprüfen. Bei Verdacht auf eine Entzündung sollte direkt ein Arztbesuch erfolgen. Nur so kann rechtzeitig eine tief greifende Infektion vermieden werden.

Wechsel der Trachealkanüle

Während die *Tracheostomapflege* bei liegender Kanüle täglich erfolgen sollte, sollte ein Kanülenwechsel nur ein Mal pro Woche durchgeführt werden. Das ist ein überschaubarer Zeitraum, und falls sich eine wunde Stelle, eine Infektion oder Granulationsgewebe am Tracheostoma ausbildet, kann dies ziemlich schnell erkannt werden.

Wie lange eine Trachealkanüle jedoch im Tracheostoma verbleiben darf, variiert je nach Art und Hersteller (bitte Beipackzettel studieren). Nach dem Medizinproduktegesetz darf sie nicht länger als 28 Tage am Stück im Tracheostoma verbleiben, was allerdings aus Sicht der Autorinnen als unverantwortlich anzusehen ist, da gerade bei Kindern die Luftröhre so empfindsam ist, dass sich durch die Tracheostomie schnell Komplikationen anbahnen können. Wie lange die Kanüle demnach im Tracheostoma verbleiben sollte, hängt von verschiedenen Einzelaspekten ab und ist immer individuell festzusetzen. Mit einem Wechsel einmal in der Woche ist man sicherlich auf dem richtigen Weg.

Wird bei dem Kind eine blockbare Trachealkanüle verwendet, ist unbedingt auf die Dichtigkeit des Blocks/Cuffs zu achten. Fällt in dem Cuff sehr schnell der Druck ab und muss er oft nachgeblockt werden (unter Verwendung eines Cuffdruckmessgerätes, siehe Abb. 17), könnte er ggf. defekt sein und die Kanüle sollte baldigst gegen eine neue ausgetauscht werden, um ein vermehrtes Eindringen von Speichel und Sekret in die tiefen Atemwege zu reduzieren.

Kanülenwechsel bei Standardkanülen – nicht blockbar

Da bei einem Trachealkanülenwechsel auch immer eine Stomapflege durchgeführt werden sollte, werden neben den Materialien zur Pflege auch noch folgende Utensilien benötigt:

- Neue Kanüle in der gleichen Größe
- Ersatzkanüle eine Nummer kleiner
- Ggf. sterile Handschuhe
- Evtl. Stomaöltuch zur besseren Gleitfähigkeit der Kanüle
- Tracheospreizer, zum Aufhalten des Tracheostomas (siehe Abb. 24)
- Ambubeutel, für den Fall, dass manuell beatmet werden muss
- Ein einsatzbereites Absauggerät mit passendem Absaugkatheter, damit Sekret aus der Trachea abgesaugt werden kann
- Monitor zur Überwachung der Sauerstoffsättigung und der Herzfrequenz
- Lieblingskuscheltier als Ablenkung und Trostspender

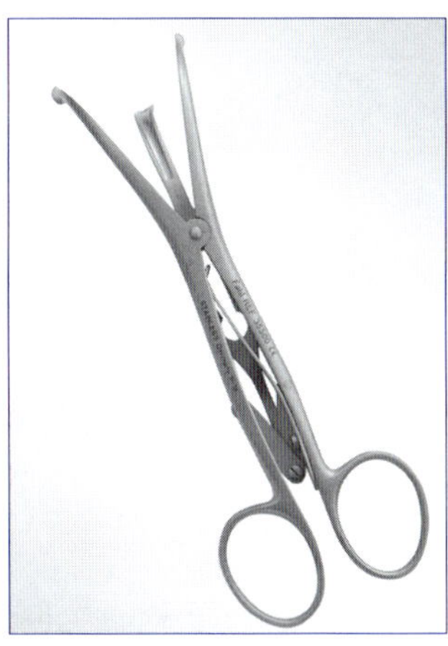

Abb. 24: Tracheospreizer

Durchführung

- Kind der Auffassungsgabe und dem Alter entsprechend über die bevorstehende Maßnahme informieren und einbeziehen
- Alle Materialien vorbereiten und Verpackungen so öffnen, dass sie zwar griffbereit sind, aber steril bleiben
- Lagerung des Kindes in Rückenlage mit leicht überstrecktem Kopf (z. B. Handtuch als Nackenrolle verwenden)
- Händehygiene (waschen und desinfizieren), Handschuhe anziehen
- Bei brodelnder Atmung und Sekret in den Atemwegen zuvor absaugen (s. o.)
- Packung der neuen Kanüle öffnen und Kanüle mit dem Stomaöltuch etwas abreiben
- Mullkompresse mit Aqua dest. befeuchten und Pflaumentupfer bzw. Pflegetücher bereitlegen
- Kanülentragebändchen an beiden Seiten des Kanülenschildes lösen und entfernen, dabei Trachealkanüle durchgehend mit einer Hand am Schild festhalten
- Halsfalte zuerst feucht mit der Kompresse bzw. den Pflegetüchern reinigen, dann trockentupfen
- Alte Kanüle entfernen, bei einem stabil geöffneten Tracheostoma ggf. mit einem Stomaöltuch oder einem Pflegetuch das Stoma kurz reinigen und zügig die neue Kanüle mit der „3-auf-6-Uhr-Technik" (siehe Kap. *Techniken beim Einführen der Kanüle*) wieder einführen; falls es sich um eine **Punktionstracheotomie** handelt (siehe Kap. *Tracheotomie vs. Tracheostomie bzw. Tracheostoma – worin bestehen die Unterschiede?*), **muss sehr schnell gehandelt bzw. das Tracheostoma mit einem Tracheospreizer aufgehalten werden, da es sich schnell verschließt**
- Beim Wechseln auf Blutungen, Rötungen als Infektionsanzeichen sowie auf Granulationsgewebe (= „wildes Fleisch") und andere Hautveränderungen rund um das Tracheostoma achten
- **Evtl. Sauerstoffzuleitung an neuer Kanüle befestigen**
- Geschlitzte Trachealkompresse um die Trachealkanüle legen, sie kann bei reibungslosem Ablauf schon vorher um die neue Kanüle gelegt werden
- Kanülentragebändchen am Kanülenschild befestigen (nicht zu fest oder zu locker, Zeigefinger sollte zwischen Hals und Fixierband passen)
- Abschließend Auskultation der Lunge mit dem Stethoskop zur Kontrolle der seitengleichen Lungenbelüftung und Beobachtung der Sauerstoffsättigung und Herzfrequenz über den Monitor (falls vorhanden)
- Wenn das Kind stabil ist und die Maßnahme gut überstanden hat, können die weiteren Aufsätze (z. B. „feuchte Nase", Sprechventil) auf die Kanüle aufgesetzt werden

Besonderes Vorgehen bei blockbaren Trachealkanülen

Neue blockbare Trachealkanülen sollten vor dem Einsetzen auf ihre Funktionstüchtigkeit überprüft werden, d.h., sie sollten einmal mit dem Cuffdruckmessgerät „geblockt" werden, um die Dichtigkeit des Cuffs zu kontrollieren. Im Anschluss muss darauf geachtet werden, dass die Luft wieder komplett aus der Manschette herausgesogen wird. Am besten geht dies mit einer 20-ml-Spritze. Die Manschette faltet sich dann wieder klein zusammen, doch damit die Kanüle dann im weiteren gut eingesetzt werden kann, sollte der vordere Bereich mitsamt des Cuffs mit einem Öltuch eingerieben werden.

Das Einführen in das Tracheostoma erfolgt wie bei herkömmlichen Trachealkanülen, je nach persönlichem Handling ggf. mit der „3-auf-6-Uhr-Technik". Liegt die neue Kanüle optimal in der Trachea, sollte die Manschette mit dem Cuffdruckmesser geblockt werden und die Trachealkompresse und das Kanülentragebändchen angebracht werden.

Techniken beim Einführen der Kanüle

Das Einführen einer Trachealkanüle ist für einen ungeübten Laien zunächst erst einmal befremdlich und oftmals auch mit Angst verbunden. Um die Angst zu überwinden, hilft es manchmal, sich vorzustellen, dass das Tracheostoma wie ein drittes Nasenloch ist: Es ist stabil geöffnet (sofern ein plastisch angelegtes Tracheostoma vorliegt), es ist mit Schleimhaut ausgekleidet und es dient als Atemöffnung. Wenn man dann noch die richtige Technik, den richtigen „Dreh" beim Einlegen einer Kanüle beherrscht, ist man auf dem richtigen Weg. Im Folgenden werden zwei Techniken zum Einführen einer Trachealkanüle kurz beschrieben:

a) „3-auf-6-Uhr-Technik"

Bei dieser Technik wird die Kanüle zunächst mit der Biegung nach rechts an das Tracheostoma gehalten – gerade so, als wäre sie der Zeiger einer Uhr, die 3 Uhr anzeigt (siehe Abb. 25). Dann wird die Kanüle mit einer Vierteldrehung nach links von „3-auf-6-Uhr" in das Tracheostoma „eingeschraubt" und

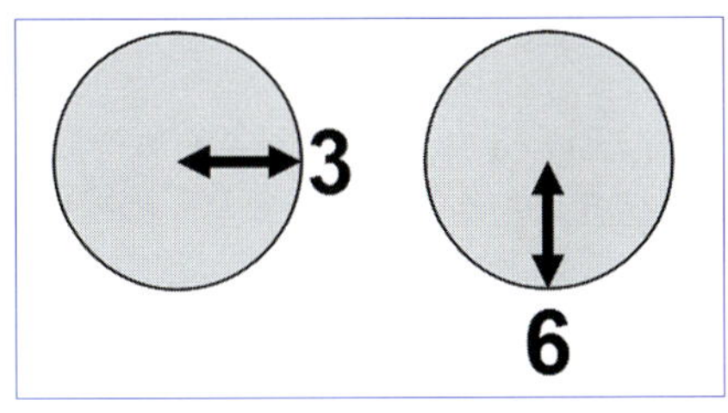

Abb. 25: Schema der „3-auf-6-Uhr-Technik"

dabei in die Luftröhre „versenkt". Linkshänder können auch links anfangen und dann von „9-auf-6-Uhr" drehen.
Wichtig bei dieser Technik ist, dass die Bewegung fließend ist und die Kanüle nicht in die Luftröhre eingedrückt wird. Falls ein Widerstand spürbar ist, sollte die Drehrichtung nochmals überprüft werden, um zu vermeiden, dass man mit der Kanülenspitze an der Luftröhrenwand entlang kratzt.

b) Seldinger-Methode

Diese Technik kann bei einem nicht stabilen Tracheostoma angewendet werden, das – nachdem die alte Trachealkanüle herausgezogen wurde – dazu neigt, sehr schnell zu kollabieren/zusammenzufallen. Es wird im Alltag selten der Fall sein, dass die Pflegeperson diese Methode anwenden muss, dennoch wird sie hier vorgestellt, da sie sich bei einem sehr engen und schnell kollabierenden Tracheostoma auch als Notfallmaßnahme bewährt hat.

Für die Seldinger-Methode benötigt die Pflegeperson zusätzlich zur neuen Kanüle noch einen dünnen Absaugkatheter, dessen Ansatzstück abgeschnitten wurde. Zu Beginn wird der abgeschnittene Absaugkatheter in die noch liegende Kanüle eingeführt, gerade so weit, wie die Kanüle lang ist. Dann wird die Kanüle vorsichtig über den Katheter herausgezogen. Dieser verbleibt als „Führungsschlauch" im Tracheostoma und die neue Kanüle wird darüber wieder „eingefädelt".

Der Vorteil dieser Methode ist, dass der Katheter auch als kleines Atemröhrchen dienen kann, falls das Tracheostoma schnell kollabiert, wie es bei → Punktionstracheotomien der Fall sein kann. Ein eindeutiger Nachteil ist allerdings, dass der Katheter bei unruhigen Kindern schnell die Luftröhrenschleimhaut berührt und einen quälenden Hustenreiz zur Folge haben kann.

Besonderheiten bei beatmeten Kindern und bei zusätzlichem Sauerstoffbedarf

Eine Tracheostomaanlage stellt für Kinder ein ein„schneidendes" Erlebnis dar. Die Atmung verändert sich, die Trachealkanüle kann als Fremdkörper empfunden werden. Je kleiner das Kind jedoch bei der Tracheostomie ist, desto schneller wird es sich an die veränderte Situation gewöhnen und seine weiteren Entwicklungsschritte an die „unnatürliche Situation" anpassen.

Die Abhängigkeit von einem Beatmungsgerät oder einem Sauerstoffgerät kann die (motorische) Entwicklung des Kindes zwar etwas hemmen, aber nicht aufhalten. Solange das Kind noch keinen großen Bewegungsradius besitzt, ist es auch nicht weiter schlimm, dass ihm die Beatmungstechnik seine Grenzen aufzeigt. Bei normaler körperlicher Aktivität eines Kindes ist eine gleichmäßige Beatmung über das Tracheostoma gut möglich. Für mobile Kinder und große Wohnungen gibt es Sauerstoffschläuche mit einer Länge bis zu 15 Metern. Gegebenenfalls kann man auch mehrere Schläuche aneinanderkoppeln. Da die erhältlichen Schläuche jedoch nur wenig flexibel, sondern eher steif/starr sind, haben Eltern schon verschiedene Materialien zweckentfremdet und „zusammengebastelt" (siehe Abb. 26). Somit kann die Stabilität der Kanüle durch eine praktikable, mobile und nicht zu „steife" Schlauchführung an die Bewegungsfreude des Kindes angepasst werden.

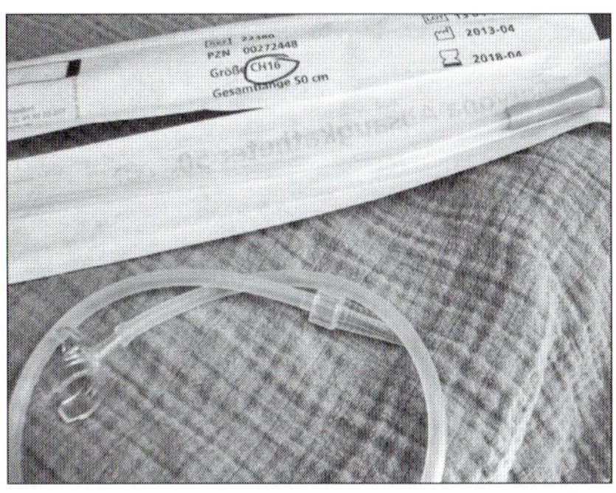

Abb. 26: Selbst gebastelte Sauerstoffzuleitung aus einem Absaugkatheter Ch16

Die Sauerstoffversorgung bei zusätzlichem Sauerstoffbedarf im häuslichen Bereich erfolgt entweder über einen Sauerstoffkonzentrator oder einen Sauerstofftank. Der Sauerstoffkonzentrator reichert die vorhandene Raumluft mit Sauerstoff an und stellt sie für die Beatmung zur Verfügung. Dieses Gerät ist jederzeit einsatzbereit, ist aber auch sehr laut, da es durch einen Generator betrieben wird.

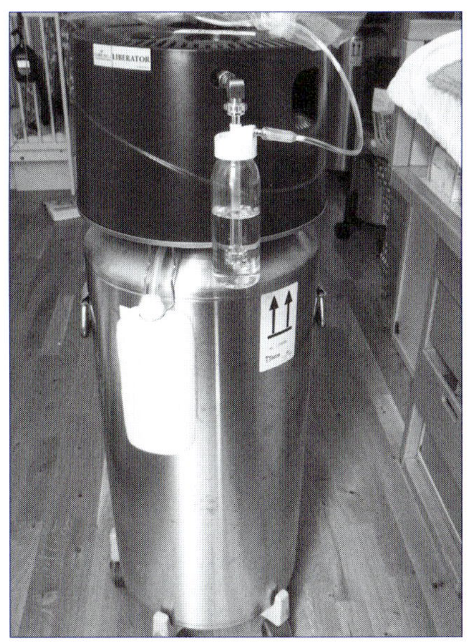
Abb. 27: Sauerstofftank

Eine Alternative dazu ist der Flüssigsauerstofftank (siehe Abb. 27), den es in verschiedenen Größen gibt. Er ist mit einem Durchflussregler ausgestattet, mit dem sich je nach Bedarf des Kindes die Zufuhr von Sauerstoff regeln lässt. Diese Tanks sind deutlich leiser. Man hört lediglich, wie der Sauerstoff leise durchfließt. Nachteilig ist allerdings, dass die Tanks regelmäßig kontrolliert und ggf. aufgefüllt werden müssen, da auch bei Nichtgebrauch Sauerstoff austritt und sich verflüchtigt.

Im Gegensatz zu der Beatmungssituation bei Erwachsenen werden bei Kindern meist Trachealkanülen ohne Blockung verwendet, um eine Druckschädigung der Luftröhrenschleimhaut zu vermeiden (s. Kap. *Kanülenarten für Kinder*). Dies ist für die zusätzliche reine Sauerstoffgabe kein Problem. Bei komplett beatmeten Kindern kann es allerdings schwierig sein, wenn es zwischen Trachealkanüle und Tracheostoma eine → Leckage gibt, d. h., es besteht eine Lücke, durch die die zugeführte Luft entweicht, und so der Beatmungsdruck zu gering ist. Um diese Leckage zu vermeiden, reicht es meist aus, eine Kanüle mit einem größeren Durchmesser einzusetzen.

Sprechaufsätze/Sprechventile für die Kanüle

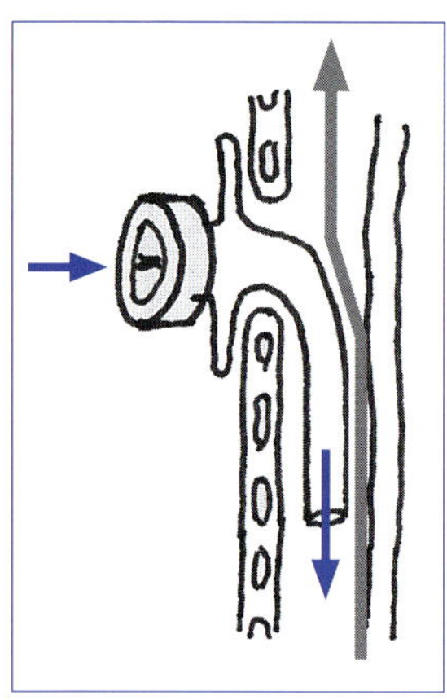

Abb. 28: Funktionsweise eines Sprechventils als Kanülenaufsatz (blau = Einatemstrom, grau = Ausatemstrom)

Ein sehr großer Nachteil eines Tracheostomas ist – wie im Kapitel *Veränderungen der physiologischen Funktionen nach einer Tracheostomie* beschrieben – die veränderte Führung der Luft sowohl beim Atmen als auch beim Sprechen. Für das Sprechen benötigen wir unsere Stimme und für die Stimmproduktion benötigen wir die Ausatemluft, die durch die kurzzeitig geschlossenen Stimmlippen strömt (siehe Kap. *Die Auswirkungen der Tracheostomie auf Atemfunktion/ Respiration*). Um tracheostomierten Kindern eine Stimmgebung beim Lautieren, Weinen, Lachen oder gar beim Sprechen zu ermöglichen, muss die Trachealkanüle mit einem Ventil versehen werden, das die Einatmung zulässt, sich aber bei der Ausatmung schließt und somit den natürlichen Atemweg über Kehlkopf, Rachen, Mund oder Nase wieder ermöglicht (siehe Abb. 28).

Wenn diese Art von Sprechventil (z. B. Passy muir®) eingesetzt wird, muss unbedingt sichergestellt werden, dass der Ausatemweg nicht verlegt/verengt ist, z. B. durch eine → Kehlkopfstenose oder einen beidseitigen Stimmlippenstillstand. Auch sollte der Durchmesser der Trachealkanüle nicht zu groß sein, da die Ausatemluft ja zwischen Kanüle und Luftröhrenwand nach oben durchströmen muss. Füllt die Kanüle einen großen Anteil der Luftröhre aus, kann nicht ausreichend Luft in entsprechender Zeit hochströmen. Dies kann zu Atemstörungen führen.

Neben der Möglichkeit zur Stimmproduktion bietet die Benutzung eines Sprechventils den weiteren Vorteil, dass die Kinder auch auf natürlichem Weg abhusten und das hoch gehustete Sekret abschlucken können. Auch wenn nicht kraftvoll gehustet wird, bewirkt der physiologisch geleitete Ausatemstrom, dass die Flimmerhärchen der Trachealschleimhaut wieder aktiver werden und das Sekret nach oben befördern. Dadurch lässt sich mittelfristig die Absaugfrequenz deutlich reduzieren.

Das oben genannte Passy muir®-Ventil gibt es in verschiedenen Ausführungen: eine Variante bei zusätzlichem Sauerstoffbedarf, eine Variante, die bei beatmeten Kindern eingesetzt werden kann und eine normale Ausführung für die selbstständige Atmung. Andere Sprechventile sind meist nur für Kinder geeignet, die selbstständig atmen können. Hier ist es hilfreich, sich von erfahrenen Logopäden/Sprachtherapeuten sowie von Fachleuten aus Pflege und Medizintechnik beraten zu lassen.

Inhalation

Aufgrund der veränderten Atemführung über das Tracheostoma direkt in die tiefen Atemwege sollten die Kinder, besonders wenn sie zu zähem und schwer abzuhustendem Bronchialsekret neigen oder oft „verschleimt" sind, regelmäßig/mehrmals täglich inhalieren. Auch hierzu gibt es verschiedene Geräte, z. B. den NEBUJUNIOR® (siehe Abb. 29) oder den AERONEB® (siehe Abb. 30). Allesamt sind es kleine, handliche, leise, fast lautlose Geräte, die auf die Bedürfnisse von tracheostomierten Kindern zugeschnitten sind.

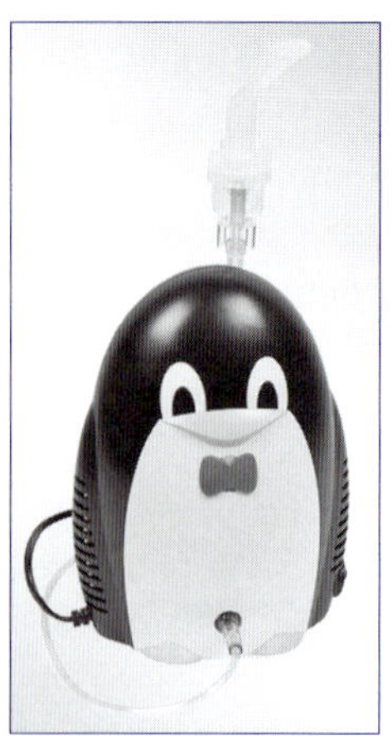

Abb. 29: NEBUJUNIOR® – Vernebler in einer kindgerechten Ausstattung

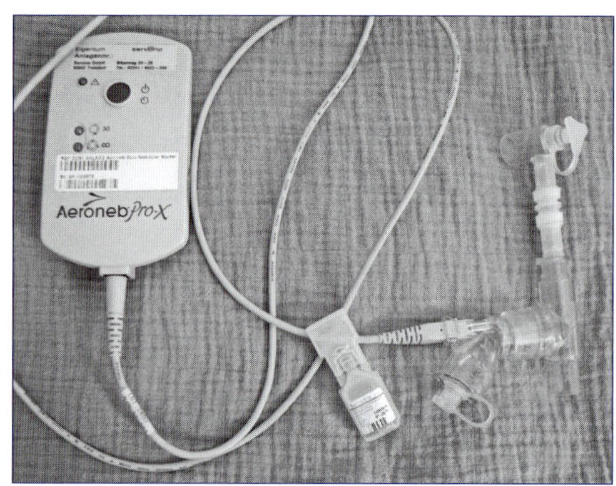

Abb. 30: AERONEB®-Vernebler

Beim Inhalieren werden Kochsalzlösung und/oder Medikamente mittels des Inhaliergeräts sehr fein vernebelt und entweder über eine „Halsatmer"-Maske, den Konnektor der Trachealkanüle oder aus der Raumluft eingeatmet. Für Trachealkanülen gibt es Aufsätze, die auch mit Sauerstoffzufuhr betrieben werden können.

Zur Medikamenteninhalation gibt es auch sogenannte → Aerochamber, die als Inhalierhilfe zu sehen sind. Mit ihrer Hilfe muss die Einnahme von Dosieraerosolen nicht mehr mit der Atmung gekoppelt werden, sondern sie werden in die Kammer des Aerochamber abgegeben und können von dort aus direkt bei mehreren Atemzügen in die Lunge aufgenommen werden. Dadurch wird die Wirkung verstärkt. Bei tracheostomierten Kindern kann der Aerochamber direkt auf die Kanüle aufgesetzt werden.

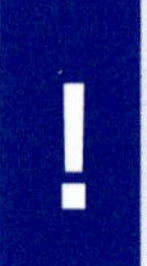

Inhalieren mit physiologischer Kochsalzlösung (NaCl 0,9 %) kann man bei Bedarf, z.B. zur Sekretverflüssigung oder zum Anfeuchten der Atemwege. Inhalieren mit Medikamenten erfolgt nur auf ärztliche Verordnung!

Komplikationen

Bei der Versorgung eines tracheostomierten Kindes muss immer mit Komplikationen gerechnet werden. Sie erfordern ein schnelles Handeln, aber nicht immer muss direkt der Rettungswagen gerufen werden. Oftmals können bereits erste vorgenommene Maßnahmen dazu beitragen, die Situation zu entschärfen.

Nachfolgend haben wir eine Auswahl möglicher Komplikationen und die notwendigen Schritte zur Problemlösung aufgelistet.

Komplikation	Anzeichen	Intervention
Speichelfluss (Pseudohypersalivation)	Aus dem Mund läuft je nach Lagerung des Kindes der Speichel heraus. Der Mund ist oftmals leicht geöffnet. Liegt das Kind in Rückenlage, ist der Speichelfluss nicht mehr so deutlich (dann fließt nämlich der Speichel nach hinten gegen den Rachen. **Achtung** Aspirationsgefahr!)	▪ Absaugen im Mundraum, aber auch am Tracheostoma, um die TK herum oder auch → endotracheal ▪ Schlucktraining, da ein „Zuviel" an Speichel durch eine zu geringe Schluckhäufigkeit hervorgerufen wird ▪ Ggf. medikamentöse Therapie nach ärztlicher Verordnung
Sekretstau	Die Atmung wird brodelnd, röchelnd. Ggf. wird das Kind unruhiger. Auf das Pulsoximeter achten!	▪ Inhalationen ▪ Atemtherapie, z. B. unterstützt mit → Vibraxgerät ▪ → Drainagelagerung je nach Lungenbelüftung ▪ Endotracheales Absaugen
Sauerstoffsättigungsabfall	Alarm am Monitor, ggf. wird das Kind zunächst unruhig, im Weiteren dann apathisch; Kind wird blass, die Lippen und Fingerkuppen bekommen eine bläuliche Farbe.	▪ Endotracheales Absaugen ▪ Kontrolle der Kanülenlage, der O_2-Zufuhrleitung, des O_2-Tanks (Füllung!) ▪ Bei fortdauerndem Problem Kanülenwechsel ▪ Wenn das Problem dann nicht behoben ist: O_2-Zufuhr höher stellen, ▪ Bei ungeklärtem Zustand: Kontaktaufnahme mit behandelndem Arzt, bzw. Klinik!

Komplikation	Anzeichen	Intervention
Infektionen der Lunge	Kind fiebert. Es gibt vermehrte Sekretproduktion der Lunge und das Kind muss mehrmals am Tag abgesaugt werden.	▪ Inhalationen und medikamentöse Therapie nach ärztlicher Anordnung ▪ Vermehrt Atemtherapie durchführen ▪ → Drainagelagerung ▪ Absaugen und **RUHE** (soweit möglich)
Infektionen der Haut rund um das Tracheostoma	Durch Sekret aus der Trachea	▪ Arztbesuch, Hautabstrich, (eventuelle medikamentöse Therapie) ▪ Vermehrter Kompressenwechsel, mindestens 3 x/Tag, möglichst trocken behandeln, **KEINE** Cremes verwenden ▪ Nur spezielle Tracheostomapflegetücher verwenden!
	Als allergische Reaktion auf verwendetes Material der Kompressen, der Tragebänder oder der Pflegematerialien	▪ Andere Materialien ausprobieren ▪ Es gibt sowohl Trachealkompressen aus unterschiedlichen Materialien wie auch unterschiedliche Haltebänder!

| Notfallmanagement

Notfall = lebensbedrohende Situation

Um für einen Notfall gerüstet zu sein, sollte in der Wohnung für alle sichtbar und kenntlich eine Notfall-Liste mit den wichtigsten Telefonnummern bereitliegen. Am besten wählt man dafür einen Ort, den man nicht suchen muss und der für alle zugänglich ist.

Die Liste sollte die Telefonnummern folgender Stellen beinhalten:

- Behandelnde Klinik
- Notarzt
- Eltern
- Kinderarzt
- Therapeuten
- Ambulanter Pflegedienst

Notfall-Liste für Max Mustermann, geb.11.11.2011

Diagnosen: – Bronchopulmonale Dysplasie
– Pulmonale Hypertonie
– Rezidivierende Colitis unklarer Genese
– Tracheostoma mit liegender Shiley-Kanüle Gr. 3,5

Allergien: – Vancomycin (anaphylaktischer Schock)
– Braunes Pflaster (Hautablösung)
sonst keine bekannt.

Telefonnummern

Notarzt: 110
Eltern: Mutter: 0221 111111, Vater: 0221 222222

Kinderarzt:	Dr. Tutdirgut	0221 333333
Ambulanter Pflegedienst:	Wirhelfendir	0221 444444
Uniklinik Notaufnahme:		0221 555555
Uniklinik Intensivstation:		0221 666666
Therapeuten:	Logopädie	0221 777777
	Krankengymnastik	0221 888888

Außerdem sollten auf der Liste der Name und das Geburtsdatum des Kindes, die Diagnosen, eventuelle Allergien und bekannte Unverträglichkeiten auf Medikamente, Verbandsmaterialien oder Nahrungsmittel stehen, damit bei Rückfragen am Telefon schnell und gezielt Auskünfte erteilt werden können.

Ratsam ist es auch, außer der Notfall-Liste ein Notfall-Set zum schnellen Kanülenwechsel in der Wohnung parat zu halten. Hierin sollten alle für einen Kanülenwechsel benötigten Utensilien bereitgehalten werden. Das Set kann noch zusätzlich mit einem Ambubeutel (= Beatmungsbeutel) ergänzt werden. Im Falle eines Herausrutschens der Trachealkanüle, oder wenn das Kind sich die Kanüle selbst zieht, hat man so sofort „mit einem Griff" immer alle benötigten Materialien zum erneuten Einsetzen der Kanüle bereit.

Das Notfall-Set sollte beinhalten:

- Trachealkanüle in passender Größe
- Trachealkanüle eine Nummer kleiner
- Trachealspreizer
- Tracheokompresse
- Aqua dest. zum Reinigen
- Kompressen zum Trocknen
- Trachealbändchen
- Absauggerät und Absaugkatheter
- Ambubeutel

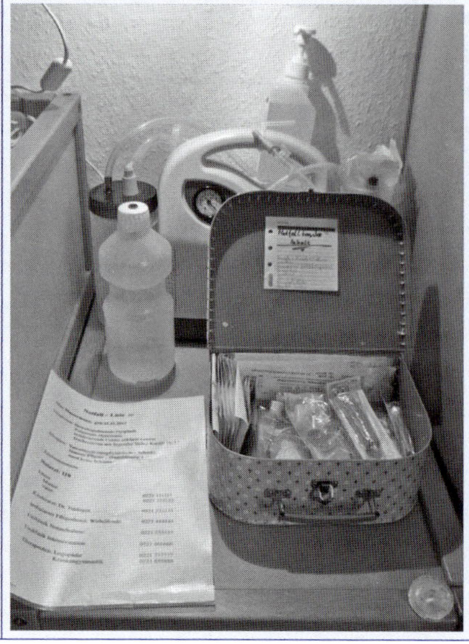

Abb. 31: Notfall-Set

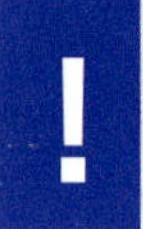

Notfall-Set und Notfall-Liste sollten immer zusammen und am gleichen Ort zu finden sein, damit im Notfall nicht lange danach gesucht werden muss!

| Tracheostomaverschluss – wie und wann ist das möglich?

Nach Konradi & Krämer (2013) können „Trachealkanülen entfernt werden, sobald die Indikation für eine Tracheotomie nicht mehr gegeben ist", also weder eine Beeinträchtigung der Schluckfunktion noch der Atemfunktion besteht. Das Kind sollte also dadurch nicht mehr vital gefährdet sein.

Der „Abschied" vom Tracheostoma sollte geplant werden und nicht spontan und vorschnell erfolgen. Geraten wird zu einem geleiteten Entwöhnungsprozess in Schritten: vom dauerhaften Tragen der Kanüle, über minutenweises Entfernen und Atmen über das offene Tracheostoma, über ein Abkleben desselben hin zum endgültigen Entfernen. Ist die Trachealkanüle anfangs sogar geblockt, sollten zunächst Entblockungsversuche durchgeführt werden, bevor die Kanüle ganz entfernt wird.

Liegt keine Kanüle als Platzhalter im Tracheostoma, so schrumpft das Tracheostoma von selbst innerhalb kürzester Zeit, sodass der chirurgische Verschluss schnell vonstattengehen kann. Bei Dilatationstracheotomien ist das innerhalb von wenigen Minuten der Fall (siehe Kap. *Tracheotomie vs. Tracheostomie* bzw. *Tracheostoma – worin bestehen die Unterschiede?*).

Wichtig ist, darauf zu achten, dass das Kind nicht überfordert wird. Ohne Tracheostoma hat es einen verlängerten Atemweg und damit auch einen größeren Atemwiderstand, ggf. hat es dies noch niemals leisten müssen. So kann es sein, dass das Kind über Tag scheinbar gut mit dem verlängerten Atemweg über Nase und Mund zurechtkommt. Ob es auch in der Nacht ausreichend Atemfunktion entwickelt hat, sollte gut überwacht werden.

Von daher ist von einem spontanen und vorschnellen Ziehen der Trachealkanüle und Verschluss des Tracheostomas dringend abzuraten.

| Unterwegs mit einem tracheostomierten Kind

Welche Hilfsmittel sollten immer griffbereit sein?
Was gehört in die „Utensilo-Tasche"?
Mit einem tracheostomierten Kind unterwegs zu sein, bedeutet auf alle „Überraschungen" gefasst zu sein. Zum Schutz des Tracheostomas sollte man dem Kind ein leichtes Dreiecktuch um den Hals binden.

Mitnehmen sollte man außerdem:

- Händedesinfektionsmittel
- Papiertücher/Feuchttücher, um Nasen- und Mundsekret abzuwischen
- Mobiles Absauggerät mit entsprechenden Absaugkathetern
- Alle für die Stomapflege und einen Kanülenwechsel benötigten Materialien (saubere bzw. neue Kanülen in der gleichen Größe und eine Nummer kleiner, Tracheospreizer, steriles Aqua dest. [5-10 ml Plastikampulle], steriles NaCl 0,9 % [5-10 ml Plastikampulle], sterile Spritzen [5 und 10 ml], feuchte Nasen, Trachealkompressen, Kanülentragebändchen, Handschuhe)
- Einen → Ambubeutel für eine Notfallbeatmung
- Den Monitor und zzgl. einen Ersatzsensor, zur Überwachung von Herzfrequenz und Sauerstoffsättigung
- Bei Sauerstoffzufuhr außerdem ein mobiles Sauerstoffgerät und die dazugehörigen Zuleitungen (alle mindestens 1x als Reserve)
- Ggf. ein Sprechventil
- Außerdem Wechselwäsche, Windeln und dem Wetter angepasste Kleidung

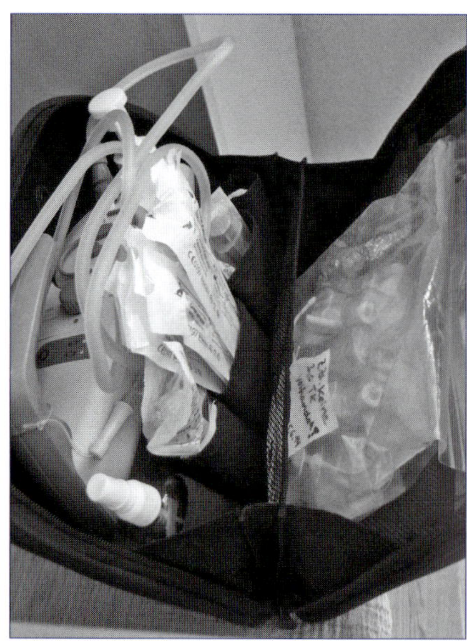

Abb. 32: Absaugkoffer

| Glossar

Aerochamber	Inhalierhilfe, in die das zu inhalierende Aerosol (zur Einatmung bestimmtes Arzneimittel) eingesprüht wird und dann in mehreren Atemzügen vom Kind z. B. über eine Atemmaske eingeatmet werden kann; die Ausatemluft wird aber immer separat abgeleitet, sodass das in der Kammer befindliche Aerosol nicht „verdünnt" wird
Ambubeutel	Beatmungsbeutel
Apnoe	Atemstillstand
Apnoephase	Phase des Luftanhaltens während des Schluckens
Aqua dest.	destilliertes Wasser
Asphyxie	Kreislaufschwäche mit begleitender Atemnot/Atemstillstand
Aspiration	Eindringen von Speichel, Flüssigkeit, Speisen oder sonstigen Fremdpartikeln unterhalb der Stimmlippen in die tiefen Atemwege
Aspirationspneumonie	Lungenentzündung, die durch das Eindringen von Fremdpartikeln (s. o.) entsteht
Atemlumen	siehe Lumen
Atemtotraum	das Volumen, das nicht am Gasaustausch teilnimmt; der Atemtotraum umfasst den oberen, zuleitenden Teil der Atemwege (Kehlkopf, Luftröhre, Bronchien); 2/3 der Luft erreicht die Alveolen, nimmt am Gasaustausch teil, der Rest bleibt im Atemtotraum (ca. 150 ml)
Atraumatischer Absaugkatheter	an der Katheterspitze sind kleine seitliche Öffnungen angebracht und eine Wulst, der sogenannte „Elefantenfuß", der Verletzungen vorbeugen soll
Beatmungstubus	Hilfsmittel zur Sicherung der Atemwege im Bereich der Notfallmedizin, der mittels einer → endotrachealen Intubation eingebracht wird

Bifurkation	Gabelungsstelle, Aufspaltung der Luftröhre in zwei Bronchialäste
blockbar	Trachealkanüle mit einem „Ballon"/Cuff, der mit Luft gefüllt werden kann, um die Trachea „abzudichten"
bronchopulmonal	die Lunge und die Bronchien betreffend
Bronchopulmonale Dyplasie (BPD)	chronische Lungenkrankheit, die insbesondere Frühgeborene mit geringem Geburtsgewicht betrifft, die künstlich beatmet wurden
Charrière	Maß für den äußeren Umfang von Kanülen und Kathetern
Cuff	„Ballon" an der Trachealkanüle, der mit Luft gefüllt werden kann
Cuffdruckmessgerät	misst den Manschettendruck im Cuff
dilatativ	erweitern
Dilative Tracheotomie	Eröffnung der Luftröhre von außen mit einer speziellen Nadel, ohne Vernähen, sodass es eine stabile Halsöffnung bleibt
Dilatationstracheotomie	Technik, mit der eine Öffnung in die Trachea gemacht wird; über einen → Trokar wird ein Loch in die Luftröhre gestanzt und dann aufgedehnt
Drainagelagerung	eine bestimmte Lagerung des Körpers, bei der die Schwerkraft genutzt wird, um das Sekret aus den Bronchien zu mobilisieren
endoskopisch	wörtlich: „in das Innere sehen"; mittels Endoskop
endotracheal	in der Trachea (Luftröhre)
enteral	medizinisch: Zufuhr oder Verlust von Medizin/Nahrung über den Darm
Epiglottis	Kehldeckel
Gänsegurgel	Zwischenstück bei der Beatmung
Hypoxie	Minderversorgung des Körpers mit Sauerstoff
Kehlkopfstenose	Verengung/Engstelle im Kehlkopfeingangsbereich
Konnektor	Anschlussmöglichkeit bei Kanülen, z. B. für feuchte Nase, Sprechkanüle

Leckage	Loch, Rinnverlust mit Austritt von Gas, Flüssigkeit etc.
Lumen	medizinisch: Durchmesser oder das Innere eines Hohlraumes, hier: Innenweite der Kanüle, Raum der zur Luftführung bleibt
Nasogastralsonde	Magensonde, die durch die Nase in den Magen gelegt wird
oesophageal	den Ösophagus (Speiseröhre) betreffend
oral	den Mund betreffend
Oralisierung	die Ernährung durch den Mund (physiologischer Ernährungsweg)
Pädysphagie	kindliche Schluckstörung
PEG-Sonde	eine Magensonde/Ernährungssonde, die direkt durch die Bauchdecke in den Magen geschoben wird
Penetration	Eindringen
perkutan	durch die Haut
Perkutan dilatative Tracheotomie	nicht invasive Technik, die weltweit zunehmend bei intensivpflichtigen Patienten mit einer zu erwartenden längeren Beatmungsdauer eingesetzt wird
Phonation	Stimmgebung
Pflaumentupfer	kugel-/ovalförmige Kompresse
Pneumoniegefahr	Gefahr der Lungenentzündung
Pseudohypersalivation	scheinbar Zuviel an Speichel. Ursache: meist eine zu geringe Schluckfrequenz, die das Abschlucken von Speichel reduziert
Pulsoximeter	misst die arterielle Sauerstoffsättigung über die Messung der Lichtabsorption bzw. der Lichtremission bei Durchleuchtung der Haut. Gleichzeitig dient das Gerät zur Pulsfrequenzkontrolle
Punktionstracheotomie	Punktions- und Dilatationstracheotomie ist ein zweistufiges Verfahren, bei dem im ersten Schritt punktiert und im zweiten Schritt aufgeweitet (= dilatiert) wird
Sättigungsabfall	sinkender Sauerstoffgehalt im Blut

Seldinger-Methode	im Rahmen einer → Dilatationstracheotomie (s. o.) wird mit einem speziellen Führungsdraht (Seldingerdraht) die Punktion durchgeführt
Sprechventil	Ventilaufsatz, der auf die Trachealkanüle gesetzt wird und bei der Einatmung Luft in die Luftröhre einlässt, doch bei der Ausatmung und bei dem Versuch zu sprechen schließt und somit die Ausatemluft durch die Stimmritze im Kehlkopf nach oben befördert
Sprechkanüle	Trachealkanüle mit gestanzten Fenstern in der Kanülenbiegung, durch die Luft zum Sprechen nach oben in den Kehlkopf umgeleitet werden kann
Stimmritze	Stimmlippenebene
Stomapflege	bestimmte Pflegemaßnahmen zur Vorbeugung von Hautschäden und Wundinfektionen und zur Verhinderung von Druckstellen unter dem Kanülenschild
Trachea	Luftröhre
Trachealstenose	Verengung in der Luftröhre durch Komprimierung von außen oder Verletzung von innen
Tracheomalazie	Erweichung der Luftröhrenknorpel, was zu einem Einbruch des Luftröhrengerüstes an der betroffenen Stelle führen kann
Tracheospreizer	Instrument zum Aufspreizen des Tracheostomas
Tracheostoma	stabile Öffnung der Luftröhre; „Mund" der Luftröhre
Tracheostomie	Kanal, der entsteht, wenn die Luftröhre operativ am Hals eröffnet wird und mit der Halshaut vernäht wird
Tracheotomie	Eröffnung der Luftröhre
transnasal	durch die Nase
transnasale Magensonde	auch nasogastrale Sonde (NGS) genannt. Ernährungssonde, die über die Nase, den Rachen, die Speiseröhre in den Magen geleitet wird
Trokar	Instrument, mit dem ein Zugang geschaffen wird
Vibraxgerät	Massagegerät, welches sich gut für die Atemtherapie eignet und durch Vibration Lungensekret gut lockert

| Hilfreiche Institutionen

- Stiftung Noah, Ressourcen für Eltern behinderter Kinder
  http://stiftungnoah.de/
- Bundesverband häusliche Kinderkrankenpflege e.V.
  http://www.bhkev.de/bhk/kranke_kinder.html
- Kölner Dysphagiezentrum
  www.dysphagiezentrum.de
- Hegau Jugendwerk, Neurologisches Krankenhaus und Rehabilitationszentrum für Kinder, Jugendliche und junge Erwachsene
  http://www.hegau-jugendwerk.de/de/leistungsspektrum/abteilungen/ambulanzen/dysphagie/Dysphagie-Sprechstunde.php
- Fahl Medizintechnik-Vertrieb GmbH
  http://www.fahl-medizintechnik.de/de/produkte/hilfsmittel-fuer-kinder/produktdetails.html?no_cache=1
- INTENSIVkinder Zuhause e.V.
  http://www.intensivkinder.de
- Kindernetzwerk e.V. – Dachverband der Elternselbsthilfe
  http://www.kindernetzwerk.de
- German Medical Science: Lehrvideo zum Trachealkanülenwechsel beim Kind:
  http://www.egms.de/static/en/meetings/hnod2012/12hnod016.shtml

Portal/Foren

- Forum Kinder mit Tracheostoma
  http://forum.tracheostoma-kinder.de/index.php?sid=8e974381689dcf1e6ade8cf4e85d5ce8

| Literatur

Biber, D.: Orale Funktionen und motorische Entwicklung im ersten Lebensjahr. In: Frühkindliche Dysphagien und Trinkschwächen. Springer Verlag: Wien, 2012, 43-53

Biber, D.: Trinkschwäche bei Frühgeborenen. In: Frühkindliche Dysphagien und Trinkschwächen. Springer Verlag: Wien, 2012, 55-72

Brauer, M., Gottschall, R., Müller, A.: Tracheotomie. In: Van Aken, H., Reinhart, K., Zimpfer, M., Welte, T. (Hrsg.): Intensivmedizin. Thieme Verlag: Stuttgart, 2. überarb. Aufl., 2007, 139-148

Jecklin, E.: Arbeitsbuch Anatomie und Physiologie. Für Pflege- und andere Gesundheitsfachberufe. Urban & Fischer - Elsevier: München, 13. Aufl., 2008

Konradi, J., Krämer, I.: Trachealkanülen-Management: Materialien, Vorgehensweise, kontroverse Studienergebnisse. In: Von der Tracheotomie zur Dekanülierung – Ein transdisziplinäres Handbuch. Lehmanns Media: Berlin, 2013, 113-136

Larsen, R., Ziegenfuß, T.: Beatmung. Springer Verlag: Berlin, Heidelberg, 2013

Motzko, M., Weinert, M.: Pädysphagie – Schluck- und Fütterstörungen bei Kindern. In: Forum Logopädie, 3 (26), 2012, 6-11

Schmidt, R. F., Lang, F., Heckmann, M. (Hrsg.): Physiologie des Menschen. Springer Verlag: Berlin, Heidelberg, New York, 31. Aufl., 2011

Welschehold, S.: Die Tracheotomie in der Intensivmedizin. Indikationen und Zeitpunkt. In: Von der Tracheotomie zur Dekanülierung – Ein transdisziplinäres Handbuch. Lehmanns Media: Berlin, 2013, 8-15